Marijana Brdar

Reiseführer für eine ungeplante Reise

Diagnose Krebs.
Ein Buch für Betroffene und ihre Begleiter

Erste Auflage, 2018

Umschlaggestaltung: Uwe Göbel, Heidelberg
Umschlagmotiv: © PRILL Mediendesign – Fotolia
Satz: Verlagsservice Hegele, Heiligkreuzsteinach
Illustrationen: Thorwald Spangenberg
Printed in Germany
Druck und Bindung: CPI books GmbH, Leck

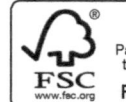 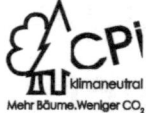

Erste Auflage, 2018
ISBN 978-3-8497-0250-2 (Printausgabe)
ISBN 978-3-8497-8166-8 (ePub)
© 2018 Carl-Auer-Systeme Verlag
und Verlagsbuchhandlung GmbH, Heidelberg
Alle Rechte vorbehalten

Bibliografische Information der Deutschen Nationalbibliothek:
Die Deutsche Nationalbibliothek verzeichnet diese Publikation
in der Deutschen Nationalbibliografie; detaillierte bibliografische
Daten sind im Internet über http://dnb.d-nb.de abrufbar.

Informationen zu unserem gesamten Programm, unseren Autoren
und zum Verlag finden Sie unter: **www.carl-auer.de**.

Wenn Sie Interesse an unseren monatlichen Nachrichten
aus der Vangerowstraße haben, abonnieren Sie den Newsletter
unter http://www.carl-auer.de/newsletter.

Carl-Auer Verlag GmbH
Vangerowstraße 14 • 69115 Heidelberg
Tel. +49 6221 6438-0 • Fax +49 6221 6438-22
info@carl-auer.de

Inhalt

Zum Geleit _____ 9

Ihr Reiseführer – für ein Mehr an Möglichkeiten _____ 11

Eine ungeplante Reise beginnt – die Diagnose _____ 14

Von der Warum-ich-Frage zum Annehmen der Situation _____ 17

Reisefähigkeit – krank oder gesund? _____ 21

Der Körper als Navigationshilfe _____ 23

Den Reiseverlauf gestalten –
die Kraft der inneren Bilder _____ 26

Reisebegleiter – die Rolle der Helfer _____ 31
Die Perspektive der Betroffenen _____ 31
   Die Familie _____ 32
   Das persönliche Umfeld _____ 33
   Kolleginnen und Kollegen _____ 33
   Umgang mit Ratschlägen _____ 34
Die Perspektive der Reisebegleiter _____ 36
   Der aufopfernde Reisebegleiter _____ 37
   Der überforderte Reisebegleiter _____ 38
   Der allwissende Reisebegleiter _____ 39
   Der ängstliche und verunsicherte Reisebegleiter _____ 40
   Der vorwurfsvolle Reisebegleiter _____ 41
   Der Reisebegleiter auf Augenhöhe _____ 42
   Wechselseitiger Einfluss von Kommunikation _____ 43

**Die Macht der Kommunikation –
empfohlene Schutzimpfungen** _____ **47**
- *Neue Informationen bewusst wahrnehmen* _____ 53
- *Gespräche mit Vertrauenspersonen führen* _____ 53
- *Statistiken hinterfragen* _____ 54
- *Betreuende Ärzte wechseln* _____ 54
- *Eine Zweitmeinung einholen* _____ 54
- *Negative Aussagen externalisieren* _____ 55
- *Abgrenzen lernen* _____ 55
- *Psychoonkologische oder andere Begleitangebote nutzen* _____ 56

Das Reisebüro – die Rolle der Berater _____ **61**

**Die Reiseplanung –
Fragen, Fragen und immer wieder Fragen** _____ **66**
- Offene Fragen _____ 66
- Die Nicht-Frage _____ 67
- Fragen zum zeitlichen Ablauf _____ 67

Die Wahl der Reiseart – Möglichkeiten der Gestaltung _____ **71**
- Die Pauschalreise _____ 71
- Die Flex-Reise _____ 72
- Die Individualreise _____ 72

Reisewettbewerbe – Vergleiche meiden _____ **75**

**Ohnmacht und Macht –
Auswege aus Problemzuständen** _____ **79**
- Das Trauma der Diagnose loswerden _____ 80
- Zulassen _____ 81
- Zeichen der Achtsamkeit _____ 82
- Ressourcenliste erstellen _____ 82
- Verhaltensänderungen gegenüber Bezugspersonen _____ 84
- Die Therapiemaßnahmen sind unwirksam? _____ 85

Fit bleiben während der Reise _____ **87**

Reiseplanänderung – darf ich das? _____ **89**

Die Erholungsreise – welche Form der Erholung passt am besten zu mir? _____ **95**
   1) Reiseverzicht _____ *95*
   2) Pauschalreise in Form einer
      Rehabilitationsmaßnahme buchen _____ *96*
   3) Eine Individualreise gestalten _____ *97*
   4) Eine Kombinationsreise antreten _____ *98*

Reiseende – und nun? _____ **99**

Die Zeit vergeht – die Reiseangst bleibt? _____ **102**

Der Blick auf die Gesundheit – ein persönliches Statement _____ **105**

Ausklang – mein Dankeschön _____ **108**

Hilfreiche Internetadressen _____ **113**
   Deutschland _____ *113*
   Schweiz _____ *115*
   Österreich _____ *115*

Zitierte Literatur und Buchempfehlungen _____ **116**
Über die Autorin _____ **118**

Zum Geleit

Das Buch

Ja! Dieses Buch berührt mich. Ich habe es in einem Zuge gelesen. Es ist spannend, interessant, anschaulich und sehr hilfreich. Vielleicht geht es Ihnen auch so. Man wird das Buch auch auszugsweise lesen – eben wie einen Reiseführer, in dem man sich an der entsprechenden Stelle informiert. Die Reisetipps gefallen mir.

Die Reisemetapher

Sie ist so treffend, um die innere individuelle Erfahrung auf diesem Weg wiederzugeben. Diese Reise machen Sie mit sich. Gut, wenn Sie kluge Helfer an Ihrer Seite haben – und dennoch bleibt es Ihre Reise.

Die Autorin

Sie schreibt aus einer existenziellen Situation heraus darüber, wie sie mit dieser Situation, die nicht selten ist, umgegangen ist. Die Autorin ist erstens schicksalserfahren bei diesem Thema. Sie kennt also das »Land«, über das sie schreibt. Sie ist zweitens ausgebildet in konstruktivistischem hypnosystemischem Denken. Sie kennt also eine gute Reisephilosophie. Diese befähigt sie, günstige flexible Wege zu finden und die ungünstigen zu meiden. Sie ist drittens als Person kreativ, sympathisch offen und schreibt für mein Empfinden sehr angenehm lesbar.

Zum Geleit

Die Leserin und der Leser

Das sind Sie! Gleich, in welcher Situation Sie sind: Mögen Sie mit diesem Buch eine Hilfe in der Hand halten – eine Hilfe zum Lernen, zur Information, zum selbstbeteiligten Gestalten ihres Weges.

Zum Leben gehören viele Situationen. Einige davon hat man sich nicht ausgesucht. Man kann in diesen Situationen dennoch viel über sich erfahren und sich darin erleben.

Ich wünsche Ihnen viel Reiseglück!

Bonn, am Nikolaustag 2017
Anne M. Lang

Ihr Reiseführer –
für ein Mehr an Möglichkeiten

Es gibt pro Jahr etwa 500.000 Krebs-Neuerkrankungen allein in Deutschland[1] und somit pro Jahr Tausende individueller Erfahrungsberichte, die alle ihren eigenen Platz im Erfahrungsschatz und Umgang mit dieser Krankheit haben. Jede einzelne Erkrankung und Erfahrung ist sehr individuell und besonders.

Mit diesem Buch wollte ich bewusst kein Tagebuch meiner Therapiereise erstellen, sondern vielmehr – basierend auf meinen Erfahrungen und eigenen Referenzbeispielen – einen Reiseführer mit Reisetipps schreiben. Diese sollen Ihnen und Ihren Begleitern als Ideen dienen, wie Sie mit der Diagnose Krebs umgehen und dabei Ihre eigenen Möglichkeiten erweitern können.

Während meiner eigenen Genesungsreise nach der Diagnose Brustkrebs im Jahr 2015 begleiteten mich viele tolle Menschen, und von verschiedenen Seiten bekam ich die Rückmeldung, ich solle unbedingt ein Buch schreiben, um anderen Betroffenen Mut zu machen und ihre Entscheidungsfähigkeit zu unterstützen. Nachdem die Impulse der Außenstehenden bei mir einige Monate nachgewirkt hatten, entschied ich mich zum Ende meiner eigenen Therapiereise, ein Hörbuch zu produzieren. Ich wollte gerne zu den Menschen direkt sprechen. Mir wurde jedoch schnell klar, dass ich fürs Sprechen eine schriftliche Grundlage benötige, und dies war der Beginn meiner neuen Rolle als Autorin.

---

1 Bericht zum Krebsgeschehen in Deutschland 2016, Robert Koch-Institut.

Ein Mehr an Möglichkeiten

Von den vielen anderen Ratgebern, die es bereits zur Genüge gibt, unterscheidet sich dieses Buch dadurch, dass meine persönlichen Erfahrungen während der Therapiereise den einzelnen Kapiteln mehr Lebendigkeit und Tiefe verleihen. Dadurch werden die dargestellten Entscheidungsspielräume besser greifbar.

Viele nützliche Ideen und Reflexionen meiner Hypnotherapeutin und meiner Freunde, die mich während der Reise begleitet haben, fließen in diesen Reiseführer mit ein.

Ich habe die Reisemetapher im Rahmen eines Reiseführers gewählt, um Sie durch den Therapieprozess zu begleiten. Wieso gerade die Reisemetapher? Es war eine spontane Idee. Die Analogie zu Abschnitten einer Reise – einer ungeplanten Reise – erschien mir hilfreich, um etwas Leichtigkeit, aber auch Struktur in das ohnehin sehr belastende und komplexe Thema einer Krebserkrankung und -therapie zu bringen. Ein Reiseführer dient vor Antreten einer Reise in ein unbekanntes Land als Orientierungshilfe, er gibt Tipps und Einblicke in Ecken, die Sie vielleicht beim ersten Besuch übersehen würden. Reiseführer helfen, die Reise vorzubereiten und sich im Vorfeld mit Unbekanntem auseinanderzusetzen. Sie sollen dazu anregen, bestimmte Gegenden zu erkunden oder andere zu meiden. Wie Sie Ihre Reise dann selbst gestalten, bleibt Ihnen überlassen. Manchmal finden Sie Übereinstimmungen mit diesem Reiseführer und manchmal stimmen Sie mit den Tipps und Empfehlungen im Reiseverlauf gar nicht überein oder machen ganz andere Erfahrungen und Entdeckungen.

Dieser Reiseführer soll Ihnen ein Wegbegleiter und Helfer sein, damit Sie Ihre Reise gut meistern und im gesamten Verlauf Ihre Möglichkeiten der eigenen Reisegestaltung sehen. Sie können darin stöbern, Teile weglassen, überspringen, immer wieder zurückblättern – ganz, wie es für Ihre Reise nützlich ist.

> **Warnhinweis für die Nutzung:**
> Menschen, die eine genaue Anleitung für ihre eigene Therapiereise erwarten, werden voraussichtlich nicht das finden, was sie suchen.
>
> Es gibt in diesem Reiseführer keine richtigen oder falschen Therapieempfehlungen oder Ratschläge, die Sicherheit oder gar den Weg der Heilung versprechen. Es sind ausgewählte Ideen, die meiner eigenen Reiseerfahrung entspringen und die ich als nützlich erachte – ergänzt durch meinen fachlichen Hintergrund.

Sie lenken Ihr Reisegefährt während der Therapiereise selbst. Schauen Sie, womit Sie gerne reisen möchten, und übernehmen Sie das Steuer! Achten Sie gut auf sich und entscheiden Sie, wen Sie mit dabeihaben wollen – sei es die ganze Reise über, nur für einen Reiseabschnitt oder auch gar nicht. Es beginnt eine neue Reiseerfahrung.

Ich wünsche Ihnen Kraft und Energie für die anstehende Therapiereise. Ich begleite Sie gerne eine Weile.

Marijana Brdar

Eine ungeplante Reise beginnt – die Diagnose

Eine Krebsdiagnose verändert von einem Moment auf den anderen alles. Sie wirkt wie ein Schock und zieht einem förmlich den Boden unter den Füßen weg. Eine solche Diagnose wird assoziiert mit Bedrohung, Tod und Leiden. Bilder, die Sie vielleicht von anderen gehört, gesehen, gelesen oder sogar miterlebt haben, schießen Ihnen durch den Kopf. Und nun stehen Sie selbst mit einer Krebsdiagnose da! Eine ungeplante Reise in Ihrem Leben beginnt. Sie wurden in ein Flugzeug gesetzt, ohne Vorwarnung und haben nicht mal einen Koffer gepackt. Sie wissen auch nicht, wo es hingeht und wie lange die Reise insgesamt dauern soll – ein Zustand, der im ersten Moment unerträglich erscheint. Ein Aussteigen ist auch nicht mehr möglich, das Flugzeug hat bereits abgehoben.

Wie mit allem im Leben lernen wir Menschen, mit den Situationen umzugehen, die das Leben uns bietet. Es braucht Zeit, sich an das Neue und Ungeplante zu gewöhnen. Nehmen Sie sich die Zeit, um diesen ersten Schock zu verdauen und wieder Bodenhaftung zu bekommen. Alle Emotionen und Bedürfnisse bekommen ihren Raum – ab jetzt sowieso mehr als möglicherweise je zuvor. Mit jedem nächsten Schritt wird es leichter. Sie lernen, dass es viele verschiedene Krebsarten gibt, und Sie können Ihren individuellen Befund im Verlauf der Reise bald besser für sich einordnen.

 Reisetipp

Stellen Sie alle Fragen, die Ihnen wichtig sind, und nutzen Sie Ihr Nichtwissen in Bezug auf Ihre Erkrankung, um die für Sie relevanten Informationen zu erhalten. Nichtwissende stellen die besten Fragen! Vor allem am Anfang der Reise ist man häufig überfordert

> mit den vielen Fachbegriffen, Kürzeln, Beschreibungen, Klassifizierungen etc.
> Manche Fragen tauchen erneut auf oder sind noch nicht klar genug beantwortet? Sie dürfen und sollen alle Fragen stellen, die für Sie noch unbeantwortet und wichtig sind.
> Wenn es Ihnen möglich ist und Sie das möchten, nehmen Sie eine Person Ihres Vertrauens zu den Arztgesprächen mit, die nützliche Fragen mit Ihnen teilt, im Nachgang die vielen Antworten bespricht und das Gehörte mit Ihnen reflektieren kann. Vor allem in den ersten Wochen gibt es viele neue Informationen, die Sie miteinander sortieren und verstehen können. Vier Ohren hören mehr als zwei, und Patienten können, abhängig vom eigenen Erleben, relevante Informationen überhören oder bewerten diese für sich unter großer Unsicherheit.
> Für die Klärung Ihrer Fragen empfehle ich neben Ihren betreuenden Ärzten den kostenlosen Telefonservice des Krebsinformationsdienstes in Heidelberg. Hier können Sie, sooft Sie möchten, anrufen, werden zurückgerufen und nach meiner Erfahrung sehr geduldig und kompetent beraten.

Was leider kaum mit Krebs in Verbindung gebracht wird, sind die vielen guten Therapieverläufe, die Heilungschancen, die wissenschaftlichen Erkenntnisse und Therapieverfahren, die es ermöglichen, dass ein Krebspatient längst nicht mehr dauerhaft in einer Klinik verweilen muss. Positive Berichte und Fortschritte stehen kaum im Fokus der breiten öffentlichen Wahrnehmung, sodass im Reiseprozess meist Angst und eine große Unsicherheit als treibende Faktoren dominieren.

Vielleicht haben Sie es im Vorfeld bereits geahnt. Viele Frauen entdecken ihren Tumor zum Beispiel bei Brustkrebs selbst, und ganz tief im Inneren wissen oder spüren es viele vor der endgültigen Diagnose. Unser Unterbewusstsein und unser Körper geben uns die Signale und lassen uns zumindest vermuten, dass im Körper etwas nicht in Ordnung sein könnte. Diese innere Stimme und ihre Signale sind sehr wertvoll und werden für die Therapiereise wertvoll bleiben, denn Sie können

Die Diagnose

Ihren Körper ab jetzt sehr intensiv als Barometer für Ihre Reise nutzen – und auch darüber hinaus.

Deshalb ist es umso wichtiger, dass Sie Vertrauen in sich und Ihren Körper gewinnen, um die anstehende Therapiereise in guter Kraft antreten zu können und entscheidungsfähig zu bleiben.

Von der Warum-ich-Frage zum Annehmen der Situation

Viele Menschen, die die belastende Diagnose Krebs erhalten, stellen sich die »Warum-ich-Frage«, die meist einhergeht mit dem Thema Schuld. Was habe ich falsch gemacht? Warum ich? Was hätte ich im Leben anders machen sollen usw.?

Falls auch Sie sich diese Frage stellen und eine eindeutige Erklärung für Ihre Erkrankung suchen, so möchte ich Ihnen in diesem Abschnitt eine gedankliche Entlastung anbieten.

Die Erklärung heißt: Zufall!

Die Frage nach der genauen Ursache ist nicht nur kräftezehrend, sondern es ist auch unmöglich, sie eindeutig zu beantworten. Diesen Rat erhielt ich selbst von einem guten Freund am Tag nach meiner Diagnose und gebe ihn an dieser Stelle unbedingt und sehr gerne weiter. Diese Sichtweise kann sehr entlastend wirken und erspart Ihnen das Grübeln und die Suche nach ohnehin nicht auffindbaren klaren Antworten.

Und falls Sie doch über Vergangenes grübeln: Die Vergangenheit lässt sich nicht mehr ändern, den Blick und die persönliche Bewertung von Vergangenem können sie jedoch jederzeit ändern, und Sie dürfen sich erlauben, wohlwollend auf sich und Vergangenes zu schauen. Und alles, was Sie möglicherweise rückblickend aus heutiger Sicht negativ bewerten, können Sie jederzeit und spätestens ab jetzt ändern und nach vorne schauen.

Ein erwachsener Mensch besteht aus vielen Milliarden einzelner Zellen. Wenn wir bedenken, dass unser Körper täglich einer ständigen Erneuerung unterworfen ist, pro Sekunde viele Millionen Zellen absterben, entartete Zellen entsorgt werden und sich ebenso viele Millionen neu bilden, so ist es unglaublich, wie dieses Wunderwerk Körper uns durch unser Leben trägt, ohne dass wir es bewusst wahrnehmen oder mal innehalten, um uns zu bedanken. Nehmen Sie dieses zufällige Ereignis als gegebenen Unfall an, der nicht mehr rückgängig zu machen ist. Die Unfallstelle kann jedoch begrenzt, gesichert und bereinigt werden.

All die vielen Prozesse in Ihrem Körper laufen übrigens trotz Ihres Tumors weiterhin selbstorganisiert weiter. An dieser Stelle möchte ich Sie einladen, einen kurzen Moment innezuhalten und darauf zu achten, was alles in Ihrem Körper genau in diesem Moment »trotzdem« gut funktioniert. Sie atmen, das Herz schlägt, Ihr Körper wird mit Sauerstoff versorgt, das Blut fließt durch die Adern. Sie denken, Sie fühlen, Sie lesen gerade diese Zeilen. Sie machen sich Gedanken, Sie essen, Sie schlafen später, Sie fahren vielleicht noch mit dem Auto oder Fahrrad. Nehmen Sie an dieser Stelle bewusst wahr, wie viel gerade und auch weiterhin funktioniert, und danken Sie Ihrem Körper für all das, was er jetzt für Sie tut, bisher für Sie getan hat und zukünftig tun wird.

 Reisetipp

Entlasten Sie sich ab jetzt von der nicht eindeutig zu beantwortenden Warum-ich-Frage und nehmen Sie die Situation als gegeben an.
 Sie brauchen Ihre Kraft für die anstehende Reise.

Annehmen der Situation

Ihre Notizen – Zeit zur Reflexion!

Aus Sicht des Betroffenen und der Reisebegleiter können vielfältige Fragen und Gedanken auftauchen. Anbei erhalten Sie ein paar Anregungen für Ihre Reflexionszeit:

Ich kann diese Situation (noch) nicht annehmen. Ich grüble viel über die Ursachen und verstehe es einfach nicht.

Welchen Nutzen hat mein Grübeln für mich? Welche Hindernisse schafft es?

_____

_____

_____

Welchen Nutzen hat meine Haltung für mein Umfeld und meine Begleiter bzw. für die betroffene Person (aus der Perspektive der Begleitpersonen)? Und was können Nachteile dieser Haltung sein?

_____

_____

_____

Welche konkreten Antworten habe ich, und wofür sind sie gut?

_____

_____

_____

Ich nehme gedanklich das Zufallsmodell an und nehme dadurch folgende Veränderungen für mich wahr:

_____

_____

_____

Ich habe ein anderes Erklärungsmodell für mich gefunden. Es hilft mir, denn …

_____

_____

_____

Beurteilen Sie, welches Kraftlevel Ihre Haltung auf einer Skala von 1–10 hat, wobei 1 = »gar keine Kraft« und 10 = »sehr viel Kraft« bedeuten.

Meine Haltung gibt mir für meine anstehende Therapiereise Kraft mit einem Level von _____.

Aus Sicht der Reisebegleiter: Meine Haltung gibt mir Kraft mit einem Level von _____ und hat vermutlich Auswirkungen auf die Kraft der betroffenen Person.

Ich strebe auf der Skala ein Kraftlevel von _____ an und will dieses erreichen, indem ich …

_____

_____

_____

Reisefähigkeit – krank oder gesund?

Im vorherigen Kapitel haben Sie bereits wahrnehmen können, dass es in Ihrem Körper auch noch sehr viele gesunde Anteile gibt. Die Menschen in unserer Gesellschaft und unser Gesundheitssystem unterscheiden überwiegend nur zwischen den zwei Polen »krank und gesund«. Vieles von dem, was gesund ist, beachten wir entweder gar nicht, vernachlässigen es oder nehmen es als selbstverständlich hin.[2] Machen Sie sich Ihre gesunden Anteile jederzeit wieder bewusst, auch wenn Sie formal ab dem Zeitpunkt der Diagnose als »krank« gelten. Das ist ein großer Unterschied.

Unabhängig von der Diagnose und Einstufung in krank oder gesund darf sich jemand auch mit einem Tumor oder Metastasen im Körper als Mensch vollkommen fühlen. Sie haben vermutlich Beispiele von »gesunden« Menschen im Kopf, die, wenn man genau hinschaut, keineswegs ein wirklich »gesundes« oder ausgeglichenes Leben führen – im Hinblick auf ihre Ernährung, den übermäßigen Konsum von Alkohol oder Nikotin oder einen Lebensstil, der durch ständigen Zeitmangel oder ein dauerhaftes Unzufriedensein und Zweifeln geprägt ist.

Vielleicht erkennen Sie sich auch selbst in dem einen oder anderen Beispiel wieder und fragen sich, was gesund und krank ausmacht? Sind wir erst krank, wenn wir diagnostizierbare Symptome aufweisen, oder gibt es nicht vielmehr eine breite Grauzone zwischen den beiden Polen krank und gesund? Und wann beginnen und enden Gesundheit und Krankheit?

---

2 Aus »Gesund durch Meditation« von Jon Kabat-Zinn (verfügbar unter: https://leseprobe.buch.de/images-adb/b4/59/b4597132-c3c3-49f7-99b0-d50381028172.pdf [9.5.2018]).

Mit der Diagnose Krebs werden Sie von einem Tag auf den anderen von gesund auf krank eingestuft, von einem Leben mit aufrechtem Gang bildlich auf ein Leben in der Horizontalen, zumindest verbal.

Ich hatte mich am Anfang meiner Therapiereise dafür entschieden, nicht krank, sondern gesund zu sein – mit einem vorübergehenden Tumor in meinem Körper. Ich sagte mir: Ich werde weiterhin arbeiten, zu Feierlichkeiten gehen und das Leben so normal wie möglich leben. Die Therapiereise werde ich in mein Leben integrieren, sie soll nicht Hauptbestandteil meines täglichen Lebens sein. Und jederzeit konnte ich darüber neu entscheiden, ob ich mich mehr krank oder gesund fühlte, was ich je nach verfügbarer Energie auch getan habe.

Mit der intuitiven Entscheidung gegen das Kranksein habe ich die Identifikation mit der Krankheit vermieden, sie wurde nicht Teil meiner Identität, sondern war Teil meines Lebens zum damaligen Zeitpunkt und ist Teil meiner Lebenserfahrung.

Sie *sind* nicht Ihre Diagnose und Ihre Krankheit, sondern Sie *haben* diese Erkrankung – zum jetzigen Zeitpunkt.
Entscheiden Sie selbst, ob Sie sich krank oder *trotzdem* gesund fühlen. Entscheiden Sie, inwiefern Sie sich derzeit auch arbeitsfähig fühlen und was gerade der richtige Weg für Sie ist, um die anstehende ungeplante Reise in guter Kraft anzutreten. Es gibt hier kein richtig oder falsch, kein *nur gesund* oder *nur krank*! Und jeden Tag dürfen Sie neu entscheiden, was für Sie gut ist.

 Reisetipp

Informieren Sie auch nahestehende Menschen und Freunde über Ihre persönliche Reisefähigkeit, damit diese wissen, wie Sie mit Ihnen umgehen sollen. Einige Ihrer Reisebegleiter fühlen sich möglicherweise unsicher und möchten nichts falsch machen.

Auch Reisebegleiter dürfen fragen, was ihr Gegenüber sich wünscht. Bleiben Sie im Austausch miteinander, denn unausgesprochene Wünsche, Erwartungen oder eine übertriebene Rücksichtnahme können zu Missverständnissen führen.

Der Körper als Navigationshilfe

Ihr Körper weiß, was Sie benötigen und was nicht. Er hat genügend Erfahrungen abgespeichert, um Sie zu warnen oder Sie wohlwollend zu unterstützen. Der Weg auf dieser Reise kann dabei der Weg der Heilung oder der Weg des Lebens mit der Krankheit, der Weg der inneren Heilung oder der Weg zum Lebensende sein. Der Körper ist unser Wegbegleiter, auf allen Wegen. Falls Sie bereits eine gute Verbindung zu Ihrem Körper haben, verstehen Sie, warum wir seine Signale als Barometer und Kompass für diese Reise nutzen sollten. Falls Sie keinen Zugang zu Ihrem Körper verspüren und Sie dieses Kapitel als Neuland empfinden, so gibt es viele Möglichkeiten, über Übungen den Körper wieder in die Wahrnehmung und das Bewusstsein zu rücken. Einige Beispiele können Yoga-, Meditations- oder Achtsamkeitsübungen, MBSR[3], Qi Gong, Körpertherapie, Atem- oder Hypnotherapie sein – diese Verfahren binden den Körper aktiv mit ein und nutzen ihn als Wissensträger. Geist und Körper sind im ständigen Wechselspiel miteinander verbunden. An folgendem Beispiel können Sie es selbst erfahren:

> **Wahrnehmungsübung[4]**
> Denken Sie an vergangene Alltagssituationen, die Sie mit negativem Stress verbinden, und horchen Sie in sich hinein. Das können Situationen wie Termindruck im Arbeitsbereich, ein großes Familienfest oder das Stehen im Stau sein. Fühlen Sie in Ihren Körper hinein, wo und mit welchen Signalen er sich meldet.

---
3 MBSR: Mindfulness-Based Stress Reduction nach Jon Kabat-Zinn.
4 Übung in Anlehnung an ein ZRM®-Seminar (Zürcher Ressourcen-Modell) bei Jasmin Messerschmidt.

Der Körper als Navigationshilfe

> Notieren Sie die Körperregionen, die sich melden, …
>
> _____
>
> _____
>
> … und die Art der Signale (z. B. Enge, Druck o. Ä.).
>
> _____
>
> _____
>
> Denken Sie danach an andere Situationen, die Sie mit Wohlbefinden verbinden. Diese können ein schöner Urlaubsort, ein Spaziergang im Wald oder ein wohltuender Platz zu Hause sein. Horchen Sie in sich hinein.
>
> Notieren Sie die wahrnehmbaren Unterschiede:
>
> _____
>
> _____

Unser Körper gibt uns klare und unterschiedliche Signale zu den jeweiligen Situationen. Wir haben nur zu gut gelernt, diese Signale zu überhören, obwohl sie immer da sind. Belastender Stress entzieht unserem Körper Energie, dagegen sind wir in angenehmen Situationen in guter Kraft und Balance.

Wir können lernen, unsere Denkmuster zu verändern, um die negativen Energien zu reduzieren, ohne dabei schmerzhafte und belastende Situationen zu leugnen. Innehalten und Wahrnehmen der vielen Gedanken, die zum Teil großen Lärm im Kopf verursachen, sind der erste Schritt, um mehr in die Präsenz zu gelangen und die Stimme des Körpers im gegenwärtigen Moment überhaupt hören zu können.

Auf eines der obigen Beispiele aus Alltagssituationen bezogen bedeutet dies: In einem als lästig empfundenen Stau können Sie sich ärgern, sich von Ihren ärgernden Gedanken leiten lassen und körperlich verkrampfen – oder Sie sagen: Ich stehe jetzt im Stau. Es ändert nichts, wenn ich mich aufrege, das sind meine Gedanken, die negative Energien entstehen lassen. Der Unterschied dieser Betrachtungsweisen ist im Körper direkt spürbar. Besonders während dieser Reise und auch darüber hinaus kann Ihnen diese Kompetenz sehr nützlich sein.

In der Wissenschaft gewinnt die Körperwahrnehmung zunehmend an Bedeutung. Wissenschaftler aus verschiedenen Gebieten der Neurowissenschaften erforschen und liefern zahlreiche Belege dafür, dass Körper und Geist sich ständig gegenseitig beeinflussen und auf die Gesundheit einwirken. Auch wenn jede wissenschaftliche Erkenntnis und Hypothese durch Gegner und Befürworter stark in den Diskurs geraten kann, so kann ich Sie aus eigener Erfahrung nur ermutigen, Ihren Körper als Ort der Repräsentanz kennenzulernen und ihn in Verbindung mit Ihrem Geist intensiver zu nutzen. Es lohnt sich. Denn die eigene Sensibilität und Körperwahrnehmung ist in solch existenziellen Situationen um ein Vielfaches höher. Befragen Sie Ihren Körper. Er weiß es!

Im nächsten Kapitel möchte ich Sie einladen, Ihren Reiseverlauf kraft Ihrer Gedanken mitzugestalten.

Den Reiseverlauf gestalten –
die Kraft der inneren Bilder

Dieses Kapitel liegt mir ganz besonders am Herzen, denn Sie können sehr viel tun, um Ihre Selbstheilungskräfte zu aktivieren. Dieser Ansatz kann insbesondere dazu beitragen, die eigene Lebensqualität im gesamten Reiseverlauf zu steigern.

Die Nutzung innerer Bilder fördert und erleichtert die Kommunikation mit Ihrem Körper, den Sie für Ihren Genesungsprozess und Ihre Entscheidungen als wahren Schatz nutzen können. Gedanklich können wir versuchen, vieles zu verstehen, zu analysieren und abzuwägen, aber das echte Wissen steckt tiefer im Unbewussten, davon bin ich auch aus eigener Erfahrung überzeugt. Das Unbewusste steuert unser tägliches Handeln und Tun weit mehr als der Verstand, und deshalb ist es wichtig, den Zugang zu dieser versteckten Stimme zu erlernen, die wir alle in uns tragen. Wie kann das gehen?

Es gibt viel Literatur zur Kraft der inneren Bilder, und auch die Wissenschaft beschäftigt sich ausgiebig mit der Auswirkung von Gedanken auf den Gemüts- und Gesundheitszustand. Darüber hinaus ist die Wirkung von Placebos unumstritten, denn auch hier handelt es sich um die gedankliche Kraft und den Glauben an die Wirkung eines Placebo-Medikaments. Die umfangreiche Literatur deutet darauf hin, dass das Thema eine hohe Relevanz hat und in Zukunft weiter in den Fokus der öffentlichen Wahrnehmung rücken wird. Warten Sie jedoch nicht auf eine wissenschaftliche Erlaubnis, das kann aus unterschiedlichsten Gründen und Interessenslagen noch lange dauern, bis diese Art der ergänzenden heilenden Maßnahmen auch in der westlichen modernen Medizin Gehör und Anwendung findet.

Die moderne Medizin scheint den Körper immer noch völlig losgelöst von Geist und Seele zu betrachten, als wären es nebeneinanderstehende Einzelbestandteile eines Menschen (vgl. Lown 2015, S. 51). Mit einer Diagnose wird man häufig nur noch auf die »defekten Körperteile« reduziert. Ich möchte Sie an dieser Stelle dazu animieren, dass Sie Ihre Fähigkeit nutzen, in Kontakt mit Ihrem Körper und Ihrer inneren Stimme zu treten. Hören Sie auf die wertvollen Informationen, die Ihr Körper Ihnen zurückspielt. Ihre inneren Bilder und Gedanken können sowohl eine positive als auch eine negative Wirkung auf Sie ausüben – je nachdem, für welche Art der Gedanken Sie sich entscheiden.

> **Ein Gedankenexperiment[5]:**
>
> Denken Sie an eine saftige, gelbe und reife Zitrone, die an einem Zitronenbaum hängt. Stellen Sie sich ihre Form vor, ihre Farbe, ihre Größe, die Struktur der Schale. Die Helligkeit der Sonnenstrahlen lässt sie tief gelb am Baum erstrahlen. Stellen Sie sich im nächsten Moment vor, wie Sie diese reife Zitrone pflücken und in Ihren Händen halten. Sie schauen sie ganz genau an, können die Struktur erfühlen und erahnen, wie saftig sie ist. Sie zerteilen nun diese schöne saftige Zitrone und beißen direkt hinein.
>
> Welches Gefühl erzeugt diese Vorstellung in Ihrem Körper? Nehmen Sie Ihre Reaktion wahr. Vielleicht erzeugt der säuerliche Geschmack einen Schauer, und alles zieht sich innerlich zusammen, oder Sie mögen diesen Geschmack, und es läuft Ihnen das Wasser im Mund zusammen? Es passiert jedenfalls etwas im Körper. Oder?

---

5 Übung in Anlehnung an die Ausbildung EDxTM™ (Energy Psychology®) bei Fred Gallo.

Und wo ist nun die Zitrone? Nur in Ihren Gedanken. Gedanken erzeugen Gefühle und Wahrnehmungen. Sie sind jederzeit Schöpfer Ihrer eigenen Gedanken und Gefühle.[6]

Kinder können in belastenden Lebenssituationen den Erwachsenen als Vorbilder dienen – und nicht nur hier, sie stellen oft auch die besseren Fragen. Sie gehen sehr viel natürlicher und angstfreier mit Erkrankungen um, als wir Erwachsene es tun. Während meiner Bestrahlung im Strahleninstitut erzählte mir das Pflegepersonal von einem kleinen Jungen, der jedes Mal, wenn er seine Bestrahlung durchlief, diese mit einer Reise zum Mond verband und Sterne mit zurückbrachte. Ist das nicht ein wunderbares Bild?

Die Gedanken erzeugen einen Unterschied – nicht nur während einer Krebstherapie –, wir können uns für die Art unserer Gedanken entscheiden.

> Stellen Sie sich nun vor, welche Helfer und Figuren in Ihrem Körper mithelfen können, den bestehenden Tumor zu verkleinern, diesen abzugrenzen oder auch Tumorzellen wegzutransportieren.

Für die einen helfen möglicherweise aggressive Bilder mit Kanonen oder Panzern, die durch den Körper fahren und für die Vernichtung und den Abtransport der schädlichen Zellen sorgen. Ich selbst halte wenig von der Kampfes- oder Kriegsmetapher, auch wenn sie im Sprachgebrauch und in den Medien allgegenwärtig ist: Der Kampf gegen den Krebs, der verlorene Kampf, der Sieg etc. Ich unterstelle den Krebszellen nicht, dass sie sich böswillig gegen die gesunden Zellen stellen, vielmehr wissen wir ja bereits, dass es Zufall war. Ich möchte Sie an dieser Stelle ermutigen, Ihre eigenen für Sie nützlichen Bilder zu verwenden – egal, ob kämpferisch, mit erhobener Faust oder friedlich gesinnt.

---

6 Der Satz »You are the architect of your emotions« stammt aus dem Buch *How emotions are made* von Lisa Feldman Barrett (2017).

An dieser Stelle möchte ich Ihnen gerne meine Helfer im Körper vorstellen, um Ihnen eine Anregung zu geben. Die Idee stammte von einem guten Freund, der mir nach meiner Diagnose sowohl die tolle Zufallserklärung als auch den Hinweis auf die Arbeit mit inneren Bildern gab.

Ich war direkt inspiriert und aktivierte im Nu fünf kleine Bauarbeiter in türkisfarbenen Anzügen, die den Tumor zunächst als Baustelle kennzeichneten und diese abgrenzten. Darüber hinaus leiteten sie Wege um und sperrten Straßen, um zu verhindern, dass sich weitere Tumorzellen im Körper ausbreiteten. Sie arbeiteten Tag und Nacht daran, die Baustelle bereits zu verkleinern, und nutzten im weiteren Verlauf noch zusätzliche Helfer.

Ich war anfangs täglich in Kontakt mit meinen Helfern. Ich befragte sie nach der Ausbreitung, nach möglichen weiteren Baustellen und scannte mit ihnen den gesamten Körper. Bereits vor der Untersuchung im MRT und der Entnahme der Wächterlymphknoten[7] wusste bzw. ahnte ich, dass sich mein Tumor noch nicht ausgebreitet hatte. Diese konkrete Rückmeldung erhielt ich von meinen *Bauarbeitern*. Dies wurde in der Untersuchung bestätigt, was eine endgültige Erleichterung mit sich brachte.

Neben den Bauarbeitern kamen im Reiseverlauf noch weitere Helfer dazu: die weißen Blutkörperchen, die mit kleinen Eimerchen ausgestattet die jeweiligen Tumorzellen über das körpereigene Kanalsystem entsorgten. Ergänzt wurde das Helferteam durch sogenannte HB-Männchen (HB = Hämoglobin), die Sauerstoff in die Blutbahn pumpten, als meine HB-Werte im Blut sanken, und durch die wuscheligen Antikörper, die weitere Aufgaben im Verlauf der Reise übernahmen. Meine Helfer begleiteten mich meine ganze Reise hindurch, und die Bauarbeiter sind bei Bedarf vereinzelt auch noch nach Abschluss der Behandlung für eine Inspektion zur Stelle. Ich habe meine kleinen Helfer skizziert und konnte sie mir dadurch bildlich gut vorstellen, um in Kontakt mit ihnen zu treten. Außerdem hatte ich viel Freude dabei, sie meinen Freunden vorzustellen.

---

7 Als Wächterlymphknoten werden diejenigen Lymphknoten bezeichnet, die im Abflussgebiet der Lymphflüssigkeit eines bösartigen Tumors an erster Stelle liegen. Sie werden im heutigen Standardvorgehen häufig entnommen und zur Spezifizierung der Diagnose verwendet.

Die Kraft der inneren Bilder

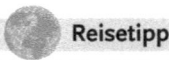 **Reisetipp**

Nutzen Sie Ihre Art der Vorstellungskraft und Visualisierung. Basteln Sie sich Symbole oder Karten und platzieren Sie diese gut sichtbar zu Hause. Geben Sie diesen Karten und Symbolen Bezeichnungen, die für Sie einen stärkenden Charakter haben.

Als ich den Port[8] eingesetzt bekam, habe ich diesen als Tankstelle auf Zeit im Körper integriert. Ich habe sie den Helfern als äußeres Hilfsmittel bereitgestellt und meine Helfer vom Nutzen überzeugt. Ich nutzte während meiner Chemotherapie eine Stempelkarte mit der Beschriftung »Genesungstankstelle« und knipste diese nach jedem Termin ab.

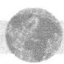 **Reisetipp**

Seien Sie so kreativ wie möglich und so, wie es zu Ihnen passt. Nutzen Sie Ihre eigenen Ressourcen, meditieren Sie, zeichnen Sie, schreiben Sie, malen Sie Bilder oder erzählen Sie ausgewählten Freunden Geschichten über Ihre inneren Bilder.

Sprechen Sie täglich mit Ihrem Körper und fokussieren Sie auf die relevanten Stellen im Körper. Dadurch lenken Sie die Aufmerksamkeit dorthin und senden über Ihr Gehirn, das als Schaltzentrale im Körper funktioniert, einen Auftrag in Ihren Körper hinein.

Bleiben Sie unbedingt dran und erfreuen Sie sich an Ihrer eigenen Kreativität und vielleicht ganz neuen Zugängen zu Ihrem Körper. Sie können über diese Zugänge wertvolle Informationen von Ihrem Körper erhalten und seine eigenen Heilungskräfte und Ressourcen aktivieren.

Viel Freude bei der Arbeit mit Ihren inneren Bildern!

---

[8] Port-Systeme erleichtern den Zugang zum Gefäßsystem und werden unter die Haut verpflanzt. Ein Port erleichtert die Verabreichung von Medikamenten über Infusionen.

Reisebegleiter – die Rolle der Helfer

In diesem Kapitel wird die Beziehungsgestaltung aus beiden Perspektiven beleuchtet – aus der Perspektive der Betroffenen und der der Helfer. Ziel ist es, die Lesergruppen differenziert anzusprechen, damit jeder seine Rollen selbstfürsorglich gestalten kann.

Die Perspektive der Betroffenen

Geborgenheit und Vertrauen sind für die Seele heilend. Dazu gehört vor allem das Selbstvertrauen: Vertrauen in sich, seinen Körper, seine Entscheidungen und seinen eigenen Weg. Die Helfer aus dem persönlichen Umfeld haben auf dieser besonderen Reise eine bedeutende Rolle. Die Diagnose Krebs hat unmittelbaren Einfluss auf das Umfeld, was man zunächst gar nicht vermutet, da man ja selbst betroffen ist und nicht die anderen. Es ist wichtig, dass Sie gut zwischen Energieräubern und Kraftspendern unterscheiden und vor allem Letztere auf Ihre Reise mitnehmen. Das ist nicht immer ganz so einfach, wie es hier in Worten klingt, und wahrscheinlich für viele Betroffene eine der großen Herausforderungen neben der Bewältigung ihrer eigenen Therapiereise.

Wählen Sie sorgfältig aus, welche nützlichen Helfer Sie für die anstehende Reisevorbereitung, die Reiseplanung und die Reise selbst mit an Bord nehmen. Ab dem Tag der Diagnose und dem Beginn Ihrer ungeplanten Reise ändert sich der Fokus in Ihrem Leben, und auch Sie selbst stehen ab jetzt für sich im Mittelpunkt – vielleicht eine bisher ungewöhnliche Rolle.

Überlegen Sie sich gut, wem Sie überhaupt von Ihrer Diagnose erzählen möchten. Sie haben die Wahl, das jetzt, zu einem späteren Zeitpunkt oder gar nicht zu tun. Warum ist diese Entscheidung so wichtig? Die Diagnose Krebs macht auch etwas mit den Menschen in Ihrem Umfeld. Viele sind tief betroffen und wollen Ihnen gerne unterstützend zur Seite stehen und alles tun, damit es für Sie leichter wird. Einige identifizieren sich jedoch mit der Diagnose und stellen sich vielleicht die Frage, ob es sie auch selbst treffen könnte, und spiegeln ihre eigenen Ängste im Umgang mit Ihnen wider. Sofern Menschen das offen ansprechen, ist es einfach, damit umzugehen, denn Sie können darüber reden. Viele geben es jedoch nicht zu und können Sie eher belasten als unterstützen.

Manche Personen werden durch die eigenen Ängste in die Flucht getrieben, was übrigens gar nicht so selten ist. Kümmern Sie sich um diese Personen später oder auch gar nicht und gehen Sie offen mit Ihren Gedanken und Bedürfnissen um. Die Ängste der anderen sind für Sie in diesem Moment wenig hilfreich, und Sie sind jetzt nicht in der Rolle, sich um die Ängste des Umfelds zu kümmern. Es kann sehr erleichternd sein, gemeinsam zu lachen, zu weinen und über Gedanken, die Sie beschäftigen, zu sprechen oder gemeinsam Zeit zu verbringen mit all den anderen Lebensthemen, wie bisher auch. Nutzen Sie Ihr Umfeld zur Stärkung Ihrer selbst. Diejenigen, die bereit sind, Sie zu begleiten, lernen an Ihrer Seite erstaunlich viel auch für sich selbst.

Ich habe an dieser Stelle Reisetipps für Sie nach unterschiedlichen Helfergruppen sortiert.

Die Familie

Vermutlich ist es mit eine der größten Herausforderungen, die eigene Familie zu informieren. Eltern, Partner oder Partnerin, Geschwister oder die eigenen Kinder sind in der Regel zutiefst betroffen und möchten so gerne helfen. Sie spüren ihre eigenen Ängste und Sorgen und fühlen sich oft sehr hilflos. Häufig übernehmen sie auch ungefragt die Rolle der Entscheider und Verantwortlichen, was den betroffenen Personen die Situation eher erschweren kann, statt sie zu erleichtern.

 Reisetipp

Wenn es für Sie selbst schwer und belastend sein sollte, andere über Ihre Diagnose zu informieren, delegieren Sie dies an eine Ihnen nahestehende Person, der Sie diese Aufgabe zutrauen. Denn es raubt einem zusätzlich Kraft, wenn man auch noch die Sorgen der Familie auffangen muss. Auch hier werden Sie lernen, diese Sorgen loszulassen. Es ist ein gemeinsamer Lernweg auf dieser Reise, den man gut miteinander gehen kann.

Geben Sie Ihrer Familie nützliche Aufgaben, die für Sie selbst in der jetzigen Situation entlastend und hilfreich sind. Damit ist beiden Seiten geholfen, und die Familienangehörigen haben das Gefühl, gebraucht zu werden und Sie unterstützen zu können.

Das persönliche Umfeld

Freunde, Bekannte, Nachbarn und all die Menschen, denen Sie etwas bedeuten und die Ihnen helfen wollen, benötigen auch Ihre Unterstützung. Sagen Sie ihnen unbedingt, was für Sie hilfreich ist und was nicht. Die anderen können nicht wissen, was Sie jetzt brauchen. Die Bedürfnisse können von Phase zu Phase ganz unterschiedlich sein. Es ist eine anspruchsvolle und kraftvolle Reise mit vielen verschiedenen Abschnitten. Erleichtern Sie es Ihren Freunden und Helfern, indem Sie ihnen sagen, was Ihnen guttut. Das funktioniert meist ganz wunderbar. Dies gilt natürlich für die Familie gleichermaßen.

Kolleginnen und Kollegen

Je nachdem, in welcher beruflichen Situation Sie sich befinden, wird möglicherweise auch Ihr berufliches Umfeld von Ihrer

Krebsdiagnose etwas mitbekommen. Ich möchte an dieser Stelle eine amerikanische Freundin zitieren, die von einem Fall aus ihrem eigenen Arbeitsumfeld erzählte. Die betroffene Person sagte im Kollegenkreis Folgendes: »Ich habe diese Diagnose nun. Wenn jemand etwas Positives sagen möchte, bitte gerne. Wenn jemand negative Gedanken hat, behält er diese bitte für sich.«

Dies ist eine sehr klare Ansage, die ich übrigens im Verlauf meiner Reise etwas abgewandelt auch eingesetzt habe. Sie wirkte.

Ich habe mein berufliches Umfeld anfangs gar nicht informiert. Ich war zu der Zeit selbstständig tätig und hatte somit keine formalen Anforderungen zu erfüllen. Außerdem fühlte ich mich anfangs auch noch sehr wohl damit weiterzuarbeiten, und es hätte jeden Kundenkontakt unnötig belastet und vom eigentlichen Auftrag abgelenkt. Die Diagnose Krebs erzeugt Gedanken und Bilder, Mitgefühl oder auch Mitleid, und davon wollte ich nicht so viel haben. Auch im Nachgang war ich sehr sparsam mit den Erzählungen. Das war mein Weg.

Umgang mit Ratschlägen

Jens Corssen, ein Verhaltenstherapeut und Psychologe, rät für die Interaktion von Menschen Folgendes:

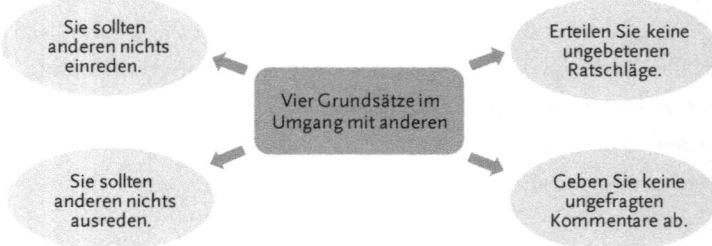

Abb. 1: Umgang mit anderen[9]

---

9 Die abgebildeten Aussagen sind zitiert aus *Ich und die anderen* von Jens Corssen und Christiane Tramitz (2016, S. 266).

Die Perspektive der Betroffenen

Das klingt zunächst recht einfach, ist jedoch im Alltag oft schwer umzusetzen. Auch das vorliegende Buch ist voller ratgebender Ideen. Dennoch geht es weniger dogmatisch gegen Ratschläge, sondern darum, wie man in der Interaktion mit Menschen mit diesen sensibel umgeht. Wir geben alle unbewusst oder bewusst immer wieder Ratschläge. Sie bekommen im Reiseverlauf durchaus häufig fachlichen Rat, der für Sie auch nützlich sein wird, da die meisten Betroffenen im Thema Krebstherapie fachfremd sind. Sie werden wahrscheinlich auch oft nach Rat fragen wollen. Jedoch kann es auch vorkommen, dass Sie viele ungefragte Ratschläge erhalten – sowohl von Ärzten als auch aus Ihrem näheren Umfeld. Sie hören möglicherweise Sätze wie: »Du solltest dich mehr schonen«, »Du musst unbedingt das tun, was die Ärzte dir sagen«, »Du musst jetzt mehr dies oder jenes essen«, »Du darfst das nicht so oder so tun« und vieles mehr.

Eine Grundregel der Kommunikation besagt, dass die Kommunikation häufig mehr über die Person selbst und ihre eigene Haltung als über das Gesagte aussagt. Wir kommunizieren demnach sehr häufig aneinander vorbei, sprechen dabei mehr über uns, als unserem Gegenüber zuzuhören, oder wollen sogar das Verhalten des anderen bewerten oder verändern. Verändern lässt sich aber nur das eigene Verhalten. Und Sie verhalten sich so, wie es für Sie passt. Ihr Körper wird Sie sowieso von einem Zuviel abhalten. Falls Ihnen die Ratschläge von anderen zu viel werden sollten, sprechen Sie es an und sagen Sie, was Sie sich stattdessen wünschen. Sie können auch fragen: »Sprichst du gerade über dich oder über mich?«

 Reisetipp

Denken Sie daran, dass Sie Menschen brauchen, die Sie während Ihrer Reise kraftvoll unterstützen und die Ihnen jederzeit die Hand reichen können und wollen. Wählen Sie diese Menschen für Ihre Reise aus und lassen Sie sie in Ihren Reisebus mit einsteigen oder gegebenenfalls auch wieder aussteigen. Meistens sortiert sich das mit den Mitreisenden alles gut von allein. Achten Sie darauf, welche Einladungen Sie aussprechen. Das Verhalten der anderen hängt auch von Ihrem ab.

Falls Ihre unmittelbaren Bezugspersonen zu den Energieräubern gehören, holen Sie sich Unterstützung von außen (z. B. Freunde, Coachs, Therapeuten). Ein Termin (auch gemeinsam) kann bereits klärend und hilfreich für alle Beteiligten sein. Und auch die Helfer dürfen sich von Beratern und Außenstehenden helfen lassen. Häufig benötigen diese in den verschiedenen Reiseetappen fast mehr Unterstützung als die Patienten selbst.

Die Perspektive der Reisebegleiter

Als Reisebegleiter trifft Sie die neue Rolle ebenso unerwartet wie die von der Krankheit Betroffenen selbst. Der Schock der Diagnose kann auch bei Ihnen tief sitzen. Es gibt unterschiedlichste Lebenssituationen, die einen kraftvollen Einsatz von Begleitpersonen erfordern und die eigenen Bedürfnisse hinten anstehen lassen – insbesondere bei Pflegebedürftigkeit infolge einer schweren Erkrankung. Im Folgenden beziehe ich mich jedoch auf Situationen, in denen Betroffene, die ja bis zum Zeitpunkt der Diagnose oft weitgehend »gesund« waren, selbstständig agieren können und nicht auf die allumfassende Hilfe und Betreuung von Außenstehenden angewiesen sind.

Es gibt im Umfeld unterschiedlichste (meist unbewusste) Reaktionen, die nicht losgelöst vom Verhalten der Betroffenen erfolgen, sondern sich gegenseitig bedingen, beeinflussen und verstärken können. Ich möchte an dieser Stelle verschiedene Reaktionen von Reisebegleitern darstellen – mit dem Ziel, dass Sie als Begleitende im Prozess eine gute Balance finden können. Auch für Sie steht eine neue Erfahrung an. Horchen Sie in sich hinein und reflektieren Sie, welche Art der Begleitung Sie ausüben und ob Sie diese dauerhaft einnehmen möchten und können. Mit dem anderen im Gespräch zu bleiben auf dieser besonderen Reise ist ein hilfreiches Mittel, um miteinander im Gleichgewicht zu bleiben.

Der aufopfernde Reisebegleiter

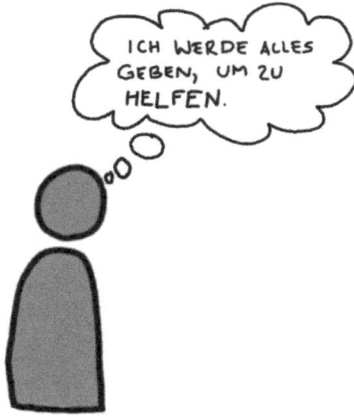

Sie haben das Gefühl, alles tun zu müssen, um die betroffene Person bestmöglich zu unterstützen? Sie fühlen sich verpflichtet, all Ihre verfügbare Zeit buchstäblich zu »opfern«? Es macht Ihnen sogar ein schlechtes Gewissen, in dieser Situation überhaupt an sich selbst denken zu dürfen?

Wenn Sie als aufopfernder Begleiter einige oder all diese Fragen mit Ja für sich beantworten können, ist die Gefahr einer Erschöpfung im Verlauf dieser Reise sehr groß, sprichwörtlich ausgedrückt: »Zu viel des Guten ist auch schädlich« – vor allem für Sie selbst.

Bedenken Sie, dass Sie als aufopfernder Reisebegleiter weder sich noch Ihrem Gegenüber dauerhaft als Kraftspender dienen können. Ganz im Gegenteil kann die betroffene Person Schuldgefühle entwickeln, weil Sie so viel geben und es schwerfällt, Ihre Hilfe abzulehnen, denn Sie könnten ja dann enttäuscht sein. Möglicherweise übergehen Sie mit Ihrer Hilfsbereitschaft die Bedürfnisse der betroffenen Person und überfordern sie mit Ihren

Aktivitäten? Erlauben Sie sich, gut auf sich zu achten und dosiert als Begleiter zur Seite zu stehen. Qualität geht über Quantität!

Vergessen Sie bei aller Sorge um den Betroffenen Ihre Selbstfürsorge nicht!

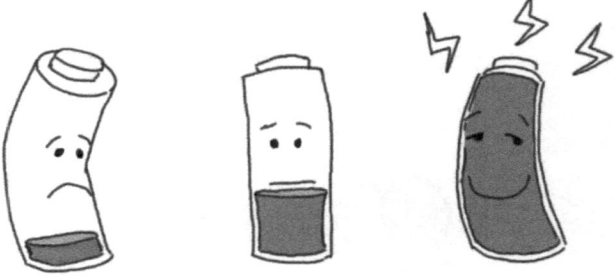

Abb. 2: Achten Sie auf Ihre Energieverfügbarkeit, um abgeben zu können (Illustration: Thorwald Spangenberg).

Der überforderte Reisebegleiter

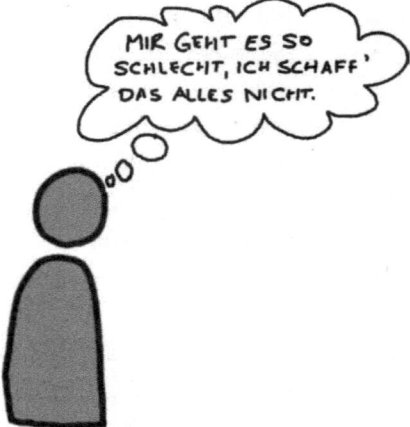

In dieser Rolle finden sich manchmal nahe Angehörige, Partner oder Freunde wieder. Sie identifizieren sich so stark mit der Diagnose, dass sie im Extremfall selbst krank werden können. Wenn sie gefragt werden, wie es ihnen geht, antworten sie häufig betrübt: »Sehr schlecht, wie soll es mir denn in dieser Situation gehen?«

Als überforderter Reisebegleiter sind Sie vielleicht noch im Schock oder vermutlich tief besorgt, auch für sich selbst, denn auch für Sie ändert sich einiges.

Sie fühlen sich hilflos? Ein gemeinsames (Mit-)Teilen von Betroffenheit, Sorge, Angst, Mut und Zuversicht gehört zu diesem Reiseprozess dazu. Möglicherweise stellen Sie jedoch als stark überforderter und (mit)leidender Reisebegleiter eher einen Energieräuber als einen Kraftspender dar. Sie können den Patienten in eine Helferrolle drängen, sich seinerseits um Sie kümmern zu müssen. Möchten Sie das? Wem hilft es, wenn es Ihnen schlecht geht?

Ihr Leben darf mit all den veränderten Rahmenbedingungen weitergehen. Entdecken Sie Ihre ganz eigene unterstützende Seite auf dieser besonderen Reise – für Ihr Gegenüber und für sich selbst.

Der allwissende Reisebegleiter

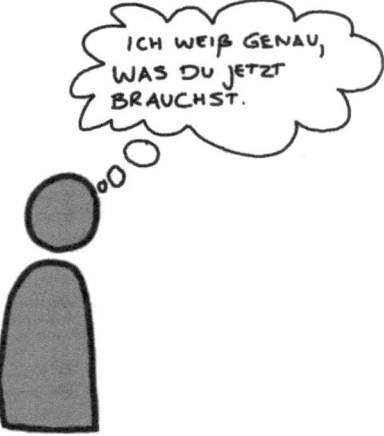

Sie kennen jederzeit die »richtigen« Antworten? Sie informieren sich, lesen Bücher, erkundigen sich über andere Patienten, über deren Reiseverläufe und verweisen immer wieder auf diese als Vergleiche? Sie lehnen zum Teil die Entscheidungen Ihres Gegenübers offenkundig ab? Sie verstehen nicht, warum die betroffene Person nicht anders handelt? Würde doch Ihr Gegenüber nur Ihre Meinung annehmen, dann wären Sie zufriedener oder zuversichtlicher?

Für wen genau ist diese Haltung dienlich? Sie können sagen, wie es sich für Sie darstellt. Denken Sie jedoch daran, dass Sie nicht in der Rolle des Reisenden sind. Vielleicht mögen Sie sich auf einer anderen Ebene ausprobieren, der des nichtwissenden Reisebegleiters, der in derselben Klasse reist und gemeinsam mit der betroffenen Person Erfahrungen macht und mitlernt? Diagnosen und Therapien sind vom Erleben her immer einzigartig und unterschiedlich. Sie dürfen Ihrem Gegenüber Vertrauen aussprechen und die Person stärken. Bei Bedarf können Sie auch als »wissender« Ratgeber zur Seite stehen. Was meinen Sie?

Der ängstliche und verunsicherte Reisebegleiter

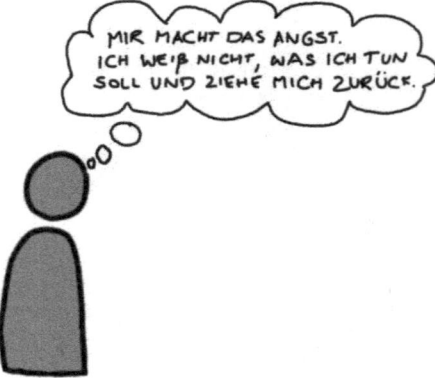

Ihnen macht die Diagnose Krebs in Ihrem unmittelbaren Umfeld sehr viel Angst? Plötzlich ist sie so nah? Sie gestehen sich Ihre Angst jedoch (noch) nicht ein? Sie halten deshalb erst einmal Abstand, Sie weichen der Situation lieber aus?

Die Perspektive der Reisebegleiter

In Partnerschaften können derartige Reaktionen zu einem Bruch führen. Diese Belastung des »Ich möchte nicht hingucken« hält die betroffene Person auf Dauer nicht gut aus, denn diese hat keine Möglichkeit, sich ihrer Lebenssituation zu entziehen. Sie können selbstverständlich wegschauen und in ein anderes Leben gehen.

Vielleicht möchten Sie auch nichts falsch machen und trauen sich nicht, Unterstützung anzubieten, denn Sie wissen ja gar nicht, was gerade gebraucht wird? Eigene gedankliche Erklärungen wie »Ich lasse jetzt erst einmal etwas Zeit vergehen, ich möchte jetzt nicht stören, ich melde mich später« belassen Sie als unsicheren Reisebegleiter eher in der Rolle des passiven Beobachters.

Es ist Ihnen erlaubt, Ihr Gefühl der Unsicherheit oder Angst der betroffenen Person gegenüber zu äußern. Sagen Sie, dass Sie nicht wissen, wie Sie sich verhalten sollen. Der Austausch darüber bringt beiden Seiten Klarheit.

Der vorwurfsvolle Reisebegleiter

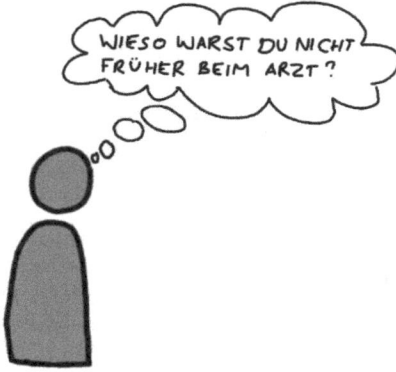

Die Erstreaktionen von Begleitpersonen können manchmal auch mit Vorwürfen versehen sein. Denken Sie, Ihr Gegenüber hat in der Vergangenheit vieles »falsch« gemacht oder »ungesund« gelebt, hätte früher oder öfter zum Arzt gehen sollen? Sie werfen der betroffenen Person aus dem Affekt heraus all diese Aussagen vor die Füße?

Vermutlich haben Sie in der Phase der Vorwürfe als Begleiter enorm viel Angst – Angst vor Veränderungen, Angst vor Verlust, Angst für sich selbst – und fragen sich, wie das alles nur werden soll?

Das ist in Ordnung, Sie dürfen Angst haben, sich unsicher fühlen und diese Gefühle zeigen. Denken Sie daran, dass Sie der betroffenen Person und sich selbst über die Form von Vorwürfen viele schwere Steine mit ins Reisegepäck packen. Soll es jetzt noch schwerer werden, als es ohnehin schon ist, oder nicht besser leichter – auch für Sie?

Die Situation ist, wie sie ist. Denken Sie an dieser Stelle nochmals an das Erklärungsmodell »Zufall« (s. Kapitel »Von der Warum-ich-Frage zum Annehmen der Situation«). Es kann Ihnen helfen, die Situation anzunehmen.

Der Reisebegleiter auf Augenhöhe

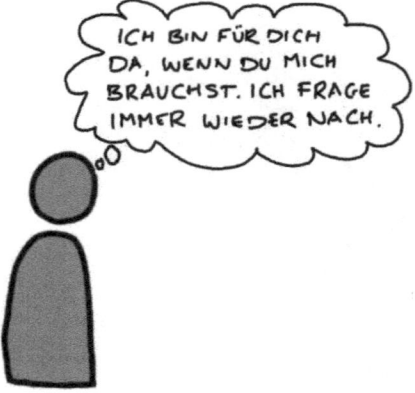

Die gesündesten Beziehungen finden meines Erachtens – auch unabhängig von der Diagnose Krebs – auf Augenhöhe statt. Im Falle dieser ungeplanten Reise nehmen Sie als Begleiter die Diagnose als gegeben an und können alle Gefühle, Sorgen und Gedanken miteinander teilen. Sie gehen Ihrem Leben und Ihren Aufgaben weiter nach. Sie klären die Bedürfnisse mit der betroffenen Person immer wieder neu.

Als Reisebegleiter auf Augenhöhe können Sie die Rolle des zeitintensiven Helfers bei Bedarf kraftvoll einnehmen und diese auch wieder loslassen. Sie unterstützen die Autonomie Ihres Gegenübers, reisen und lernen als Beifahrer auf dieser Reise mit.

Wechselseitiger Einfluss von Kommunikation

Auch Betroffene können obige Reaktionen oder Mischformen zeigen, sodass die Reisebegleiter sich zu Aufgaben eingeladen fühlen, die an ihren Kräften zehren. Die nachfolgenden Grafiken verdeutlichen beispielhaft die möglichen wechselseitigen und verstärkenden Einflüsse der Kommunikation zwischen Betroffenen und Reisebegleitern. Jegliche Formen des gegenseitigen Umgangs, die Ihnen jeweils guttun, sind die für Sie passenden. Sie können jederzeit etwas ändern.

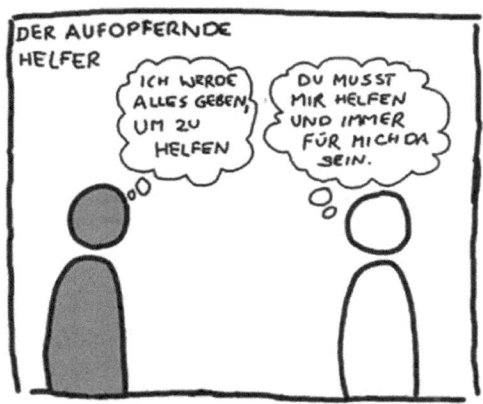

Die Rolle der Helfer

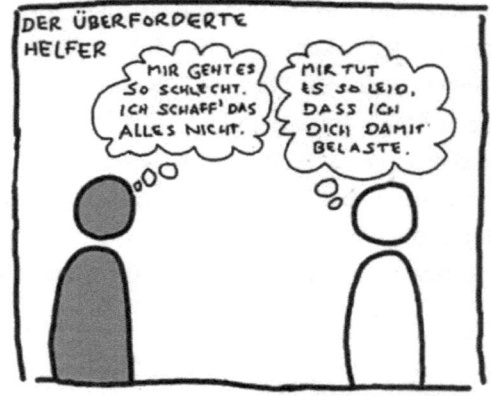

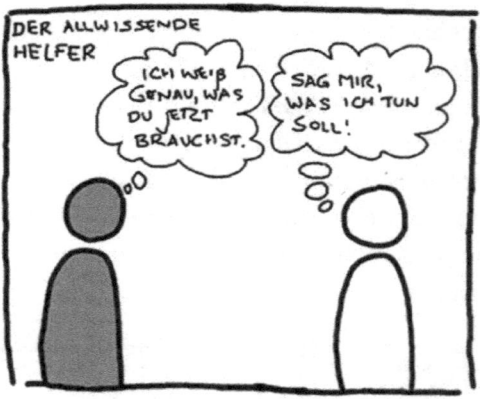

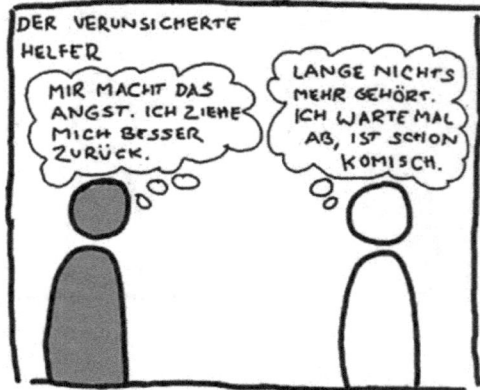

Die Perspektive der Reisebegleiter

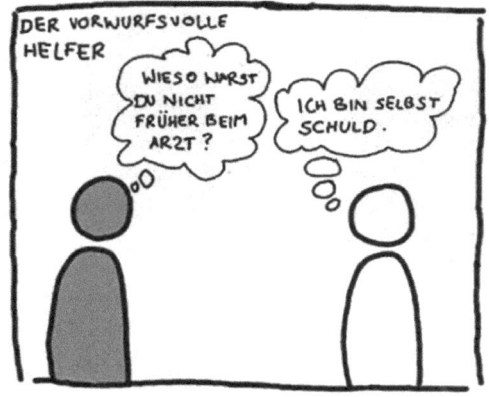

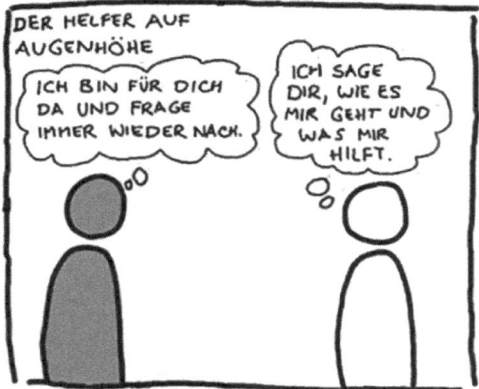

*Abb. 3: Wechselseitiger Einfluss von Kommunikation
(Illustration: Thorwald Spangenberg)*

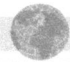 **Reisetipp für Reisebegleiter**

Achten Sie als Reisebegleiter auf sich, denn Sie können und sollen diese Reise nicht stellvertretend antreten. Die betroffene Person trägt die Verantwortung für die Reiseplanung und lenkt den Reisebus. Nutzen Sie bei Bedarf auch für sich selbst Hilfe von außen.

Denken Sie, Sie dürften sich nicht unterstützen lassen, denn Sie sind ja nicht von der Krebsdiagnose betroffen? Ganz im Gegenteil. Sie dürfen und sollten es auch tun, wenn die Situation dauerhaft an Ihren Kräften zehrt und Sie keinen Ausweg für sich finden können!

Sie kennen bestimmt die Sicherheitsansagen im Flugzeug: »Im Falle eines Druckverlustes fallen automatisch Sauerstoffmasken aus der Kabinendecke. In diesem Fall ziehen Sie bitte eine der Masken zu sich heran und drücken Sie die Öffnung fest auf Mund und Nase. Helfen Sie erst danach mitreisenden Kindern und hilfsbedürftigen Menschen.«

Für Sie als Reisebegleiter gilt analog dazu: Um anderen angemessen helfen zu können, helfen Sie zunächst sich selbst. Bleiben Sie in guter Kraft, um auf dieser ungeplanten Reise energievoll mitzureisen.

Die Macht der Kommunikation – empfohlene Schutzimpfungen

»Du kannst nicht verhindern, dass negative Gedanken wie Vögel über Deinem Kopf kreisen, aber Du kannst verhindern, dass sie auf Deinem Kopf Nester bauen.«

Martin Luther

Bei der Vorbereitung einer Reise in ein unbekanntes und fernes Land kann es sehr hilfreich sein, sich über die Bedeutung von Worten und Gesten zu informieren, damit man als Reisender nicht direkt in die ersten Fettnäpfchen tritt und für Missverständnisse im Reiseland sorgt. Dies ist umso wichtiger, je ferner die Kultur einem ist. Im Verlauf der Reise lernt und entwickelt ein Reisender eine gewisse Sensibilität für die Kultur und den Umgang. Reist man durch unsichere Länder, werden das eigene Verhalten und die Anpassung an die Gepflogenheiten umso bedeutender. Darüber hinaus können bestimmte Impfungen erforderlich sein, um sich vor Krankheiten und Infektionen zu schützen. Mit diesen Reisevorbereitungen kann man dann meist guten Gewissens mit einer Neugier für das Unbekannte losreisen.

Bei einer Krebstherapie gilt diese Analogie vor allem im Hinblick auf die Kommunikation. Mit der Diagnose Krebs und der plötzlichen Veränderung in Ihrem Leben ändert sich auch Ihre Sensibilität gegenüber Ihren eigenen Gedanken, Gefühlen, Ihrer Wahrnehmung über Gesagtes, Gelesenes und über Gesten der anderen. Diese gewinnen in einer belastenden Lebenssituation ein Vielfaches an Gewicht und beeinflussen die eigenen Gedankenkonstrukte sowie das Fühlen, die Erwartungen an den Reiseverlauf und den möglichen Ausgang der Reise. Wir konstruieren alltäglich Situationen und Erwartungen in unseren Gedanken – unabhängig davon, ob sie je eintreten werden oder der gegenwärtigen Situation überhaupt entsprechen. Wir erzeugen mit dem, worauf wir unsere Aufmerksamkeit richten, unser Erleben. Während einer Krebsdiagnose erlangen diese erdachten und von außen kommunizierten sogenannten Wirklichkeiten ein noch höheres Maß an Bedeutung. Sie haben eine enorme Wirkung auf die Lebensqualität während und nach der Therapiereise.

Die Bilder können eine negative Sogwirkung haben, sie können aber ebenso einer positiven Stärkung Ihres Reiseverlaufs dienen – je nachdem, welche Gedanken und Bilder Sie konstruieren (s. Kapitel »Die Kraft der inneren Bilder«). Diese Bilder werden vor allem stark von der Außenwelt mit produziert. Es bleibt eine dauerhafte Aufgabe, dass wir lernen, die Aussagen, Gesten und Meinungen der Außenwelt zu differenzieren, und den Zustand im Hier und Jetzt für uns immer wieder neu zu bewerten, um uns selbst zu schützen und entscheidungsfähig zu bleiben. Sie sind anhaltend gefordert, die Gedanken über den gegenwärtigen und zukünftigen Reiseverlauf zu beobachten, sie immer wieder zu korrigieren und auf den förderlichen Istzustand zu fokussieren.

Aus meiner Erfahrung ist dies eine der herausforderndsten Aufgaben im gesamten Reiseprozess. Deshalb brauchen Sie Schutzimpfungen gegen belastende Aussagen, die sonst zusätzliche Ängste und Sorgen schaffen und den Genesungsprozess negativ beeinflussen können.

Ich möchte Ihnen dazu ein paar Beispiele aus meiner Therapiereise nennen:

> Bereits mit der Diagnose tauchte ich in eine mir bis dahin fremde Welt ein. Ich habe mich extrem schwer mit den Begrifflichkeiten der Krankheit getan, die in Zusammenhang mit einer Krebsdiagnose plötzlich überall auftauchten – ob *Krank*enhaus, *Krank*enschein, *Krank*entransport oder Ähnliches.

Die Macht der Kommunikation

Die äußeren Einflussfaktoren haben eine extreme Sogwirkung auf das *Krank*sein, allein der Worte wegen. Als ich den *Kranken*transport bei der *Krank*enkasse beantragte, fühlte ich mich plötzlich total schlecht. Ich wollte keinen *Kranken*transport, das hörte und fühlte sich für mich direkt nach Bewegungslosigkeit an. Dabei ging ich regelmäßig spazieren oder fuhr mit dem Fahrrad. Ich brauchte eine gedankliche Korrektur, einen anderen Blick – vom *Kranken*transport hin zu einer nützlichen Serviceleistung. Es gibt großen Verbesserungsbedarf allein in der sprachlichen Regelung rund um das *Krank*sein. Einen »Taxiservice zur Therapiemaßnahme« würde ich verbal mehr begrüßen, zumal einen ja auch ein ganz »normales Taxi« abholt.

Sie haben bereits genug Last zu tragen. Wie Ihre eigene Reise ganz genau wirklich verlaufen wird, weiß in diesem Moment niemand. Daher können Sie vieles gedanklich unterstützen und sich vor angstmachenden Aussagen schützen.

In seinem Buch *Die verlorene Kunst des Heilens* (2015) beschreibt Bernard Lown, ein Kardiologe von Weltrang, wie vernichtend Worte sein können:

> »Worte können allerdings – wie ein zweischneidiges Schwert – sowohl tief verletzen als auch heilen ... Ärzte sollten einen Patienten niemals mit Ungewissheit und Furcht belasten ... Ein Patient kann zur tiefsten Verzweiflung getrieben werden und sich das Schlimmste vorstellen, wenn er einen unpassenden Ausdruck oder ein schlecht gewähltes Wort vernimmt« (Lown 2015, S. 87 u. 91).

In der therapeutischen Fachsprache spricht man auch von sogenannten Suggestionen – aus dem englischen »suggestions«, also Vorschlägen –, die kommunikativ von unterschiedlichen Menschen geäußert werden oder aus den Medien, der Literatur oder dem Internet stammen (vgl. Muffler 2015, S. 25).

Anhand einiger Beispiele möchte ich verdeutlichen, worum es bei den Suggestionen gehen kann. Einzelne Worte oder Aussagen verunsichern derart, dass sie zu innerer Instabilität führen können.

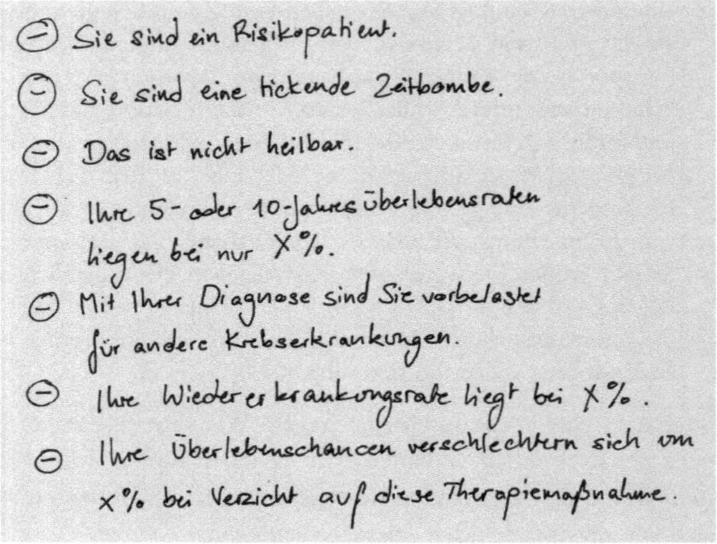

> ⊖ Sie sind ein Risikopatient.
> ⊖ Sie sind eine tickende Zeitbombe.
> ⊖ Das ist nicht heilbar.
> ⊖ Ihre 5- oder 10-Jahres Überlebensraten liegen bei nur X%.
> ⊖ Mit Ihrer Diagnose sind Sie vorbelastet für andere Krebserkrankungen.
> ⊖ Ihre Wiedererkrankungsrate liegt bei X%.
> ⊖ Ihre Überlebenschancen verschlechtern sich um X% bei Verzicht auf diese Therapiemaßnahme.

Abb. 4: Beispiele für Aussagen mit negativer suggestiver Wirkung (Illustration: Thorwald Spangenberg)

Solche Aussagen können plötzlich alles verändern. Es sind Informationen, die Sie vorher nicht in Ihrem Kopf hatten. Sie können einem gar Angst und Bange machen – vor allem, wenn es um Entscheidungen über Therapiemaßnahmen verknüpft mit Überlebenschancen geht. Wir scheinen getrieben von der Angst, bitte nur nicht die falsche Entscheidung für uns zu treffen. Von außen hat es den Anschein, die Entscheidungen seien rationalisierbar, klar kalkulierbar für das eigene (Über-)Leben. Die Angst über die Zukunft treibt ihr eigenes energieraubendes Spiel mit uns.

> Ich habe unzählige Suggestionen vernommen, die mich extrem aus dem Gleichgewicht gebracht haben. Manchmal sind sie mir erst viel später bewusst geworden. In einigen Gesprächen habe ich die Aussage gehört, dass ich mit meiner spezifischen Diagnose prädestiniert sei für Eierstockkrebs als Wiedererkrankungsform. Sie glauben nicht, wie sich direkt danach und

über Wochen immer wieder Schmerzen in meinem Unterleib bemerkbar machten. Mir war zwar bald bewusst, dass diese gedanklich ausgelöst waren. Aber diese Aussage hatte so viel mit mir gemacht, dass ich sie erst schwerlich wieder loswurde. Ich war gerade im Prozess der Genesung von der für mich ersten Krebserkrankung, da nisteten sich Gedanken über eine mögliche nächste Diagnose bereits in mein Denken und Fühlen ein.

Ein weiteres Beispiel war die belastende Aussage, ich könne an Knochenkrebs erkranken, eine übliche Form der Wiedererkrankung bei meiner Art des Tumors. Diese Aussage im Entlassungsgespräch, nachdem ich meine Therapiereise abgeschlossen und gut gemeistert hatte, brachte mich in einen erneuten Kreislauf der Krankheitssorgen zurück. Mir ging es super, ich war bester Dinge und wollte jetzt nicht wieder über Krankheit nachdenken. Aber es war ein Volltreffer! Die Schmerzen im unteren Rücken waren direkt am Abend spürbar und einige Tage im Körper verankert. Mittlerweile war ich darin geübt, wie ich diese einordnen könnte, doch sie nagten trotzdem.

Es ist erschreckend, wie schnell die Kommunikation auf unser Unterbewusstsein ausstrahlt und dort in der Tiefe weiterarbeitet. Derartige Aussagen werden auf der Basis von Erfahrungswerten und Statistiken getätigt und als nützliche Hinweise angesehen. Jedoch fehlt im Versorgungssystem das Wissen über den massiven Einfluss der Kommunikation nahezu komplett. Die Kommunikation kann viel Schaden anrichten, aber auch sehr unterstützend wirken.

Mein Fazit: Wenn ich also wiedererkranken sollte, wird sich mein Körper entsprechend melden. Dazu muss ich nicht bereits im Vorfeld alle möglichen Krankheitsbilder durchspielen, im Körper spüren und womöglich als Idee abspeichern, die im Unterbewusstsein weiterarbeitet. Was für eine Zusatzbelastung für das alltägliche Leben! Im Verlaufe dieses Kapitels gebe ich Ihnen ein paar Hinweise, wie Sie solche Gedanken wieder loswerden können.

Das sind nur wenige Beispiele für Suggestionen, die eine extrem negative Wirkung während des Therapieprozesses und auch darüber hinaus haben können. Sie können belastende Bilder über die Zukunft erzeugen. Auch Aussagen wie »Das könnte Krebs sein«, bevor überhaupt eine Evidenz besteht, kann gedanklich das Leben von einem Tag auf den anderen verändern und negativ beeinflussen. Wenn sich dann sogar ein Befund als unauffällig erweist, die Aussage also nicht bestätigt wird, bleibt man mit potenziellen neuen Ängsten zurück, die sich tief im Unterbewusstsein verankern können. Aus meiner eigenen Erfahrung kann ich sagen, dass ich vor meiner Diagnose nie über Krebserkrankungen nachgedacht habe. Und während meiner Reise gab es plötzlich so viele risikobehaftete Aussagen, die manchmal im Nebensatz fielen.

Eine mächtige gedankliche »Wahrheit« kann sich festsetzen, die alles andere als förderlich ist. Die Auswirkungen auf den Einzelnen hängen natürlich auch von der eigenen Sicht auf das Leben und von der individuellen Sensibilität ab. Manch einer sieht das Glas halb leer und hört die Worte noch stärker als jemand, der das Glas des Lebens als halb voll betrachtet. Manchen Menschen gelingt es gut, diese beeinflussenden Aussagen zur Seite zu schieben, für andere erzeugen sie Schmerz und Kummer und verstärken die Ängste (vgl. Lown 2015, S. 92).

Angst ist der allerschlechteste Reisebegleiter im Leben – und vor allem während und nach dieser Reise.
Ärzte sind sich dieser Sogwirkung der Kommunikation meist gar nicht bewusst. Sie werden in ihrer Ausbildung zu wenig auf den Einfluss der Kommunikation vorbereitet, und im Laufe ihres Berufslebens bilden sich die wenigsten in diesen Bereichen weiter. Sie möchten ihren Kunden ganz sicher auch keinen Schaden zufügen. Vielmehr möchten Ärzte ihre Patienten bestmöglich informieren und sie auf Risiken vorbereiten, sie befolgen gesetzliche Vorschriften oder vermitteln vielleicht sogar et-

was über sich selbst und ihre eigenen Ängste, ohne sich dessen bewusst zu sein. Schließlich sind wir alle Menschen und haben eigene persönliche oder familiäre Erfahrungen gesammelt.
Was also tun, wenn die Flut an Suggestionen einem verbal oder nonverbal entgegenströmt?

> **Empfohlene Schutzimpfungen:**
> - Neue Informationen bewusst wahrnehmen
> - Gespräche mit Vertrauenspersonen führen
> - Statistiken hinterfragen
> - Betreuende Ärzte wechseln, wenn das Vertrauen nicht gegeben ist
> - Zweitmeinung einholen
> - Negative Aussagen externalisieren
> - Abgrenzen lernen
> - Psychoonkologische oder andere therapeutische Angebote nutzen

Neue Informationen bewusst wahrnehmen

Sie kommen einen gewaltigen Schritt weiter, wenn Sie für sich wahrnehmen, was von außen in Ihre Gedankenwelt neu eingespeist wurde bzw. welche Informationen Sie selbst als neu wahrnehmen. Welche Information ist heute gegenüber gestern neu und beeinflusst Ihr Fühlen oder Denken und bereitet Ihnen Sorgen? Wo kommen die Informationen her? Oder handelt es sich um Botschaften, die Sie nonverbal über die Körpersprache wahrnehmen und von denen Sie sich beeinflussen lassen?

Gespräche mit Vertrauenspersonen führen

Es ist häufig hilfreich, einfach zu erzählen, was einen beschäftigt. Über Gespräche mit Vertrauenspersonen – ob aus dem eigenen Umfeld oder mit Außenstehenden – können Sie sich selbst hören und vielleicht besser wahrnehmen, welche Informationen und Themen Sie derzeit beschäftigen und wie Sie diese für sich interpretieren.

Statistiken hinterfragen

Geht es hier um statistische Zahlen, Daten und Fakten? Bitten Sie Ihre behandelnden Ärzte, sich von diesen zu lösen und auf Ihren persönlichen Fall zu schauen. Bitten Sie diese, von den Fällen auf der positiven Seite der Statistik zu erzählen. Ich bin mir sicher, dass sie viele Beispiele dazu parat haben. Die absoluten Werte sind informativer und verständlicher als Prozentzahlen, da Letztere die relativen Veränderungen widerspiegeln und zu Fehlinterpretationen von Erfolgsquoten führen können. Fragen Sie unbedingt nach den absoluten Zahlen.

Betreuende Ärzte wechseln

Wechseln Sie den Arzt oder die Ärztin, wenn Ihnen der Blick auf die Risiken oder die Art der Kommunikation missfallen und Sie ein ungutes Gefühl für Ihren Therapieprozess haben. Auch der beste Fachspezialist kann auf der Beziehungsebene einen negativen Einfluss auf Sie haben. Ein vertrauensvolles Miteinander ist die Basis für eine gelungene Therapiereise. Achten Sie jedoch auch selbst darauf, dass Sie nicht aus der Opferrolle heraus agieren und die Schuld an Ihrer Situation allen anderen und vor allem den Ärzten geben. Eines respektvollen Miteinanders bedarf es auf beiden Seiten – beim Kunden (Patienten) und beim Dienstleister (Ärzte und Fachpersonal).

Eine Zweitmeinung einholen

Diese Option steht Ihnen im gesamten Reiseverlauf zur Verfügung. Sobald Sie das Gefühl haben, dass die Empfehlungen noch nicht ganz Ihren Bedürfnissen entsprechen, können Sie eine Zweit- oder Drittmeinung einholen. Es geht um Ihre Therapiereise!

Negative Aussagen externalisieren

Durch meine Hypnotherapie-Begleiterin habe ich gelernt, dass ich sogenannte Suggestionen mit Negativwirkung auch wieder loswerden kann. Eine mögliche Methode besteht darin, jede einzelne belastende Aussage separat auf einem Blatt Papier aufzuschreiben. Notieren Sie, von wem die Aussage stammt, was genau gesagt wurde und wann.

Diese Aussagen können Sie zum Beispiel mit der Unterstützung eines Ihrer Helfer auf den Boden sichtbar auslegen und somit aus Ihrem Kopf nach außen verlagern, um sich von diesen gedanklich und körperlich zu lösen und sie zu verabschieden. Sie gehören dann nicht mehr zu Ihnen.

Eine weitere Möglichkeit besteht darin, all diese Notizblätter in einem Feuerritual zu verbrennen, um sie physisch verschwinden zu lassen und sie somit symbolisch aus Ihren Gedanken zu vertreiben. Diese Methode hat für mich selbst gut funktioniert, auch wenn ich einige Aussagen mehrmals verbrennen musste.

Abgrenzen lernen

Die Erfahrungen von anderen können auch einen enormen Einfluss haben - sowohl positiv als auch negativ. Im Laufe der Reise begegnen Sie möglicherweise auch Menschen, denen es deutlich schlechter geht als Ihnen selbst, und auch diese Bilder können sehr belastend sein. Sie sollten unbedingt erkennen, dass das Schicksal der anderen nicht Ihres ist, und sich davon abgrenzen.

Psychoonkologische oder andere Begleitangebote nutzen

Sie haben die Möglichkeit, therapeutische Angebote aus einer Klinik oder außerhalb der Klinik in Anspruch zu nehmen. Hier können Ihnen Menschen, die sehr viel Erfahrung in der Begleitung von Krebspatienten haben, zur Seite stehen. Sie können auch andere und selbst gewählte Begleitangebote für sich nutzen. Achten Sie lediglich darauf, dass Sie bei der Wahl Ihrer Begleiter Vertrauen in die Person und den angebotenen Prozess haben. Sie dürfen wie immer auswählen!

> Der letzte große Schritt in meiner Therapiereise stand bevor, und ich hatte noch die Bestrahlung vor mir. Das Gespräch mit dem zuständigen Arzt verlief für mich extrem schlecht. Ich glaube, ich habe durch mein Aussehen etwas beim Gegenüber ausgelöst. Ich sah nämlich nicht krank aus. Es war ein sommerlicher Tag, ich trug ein buntes Sommerkleid und Sandalen, fuhr mit dem Fahrrad, die Haare waren mir nicht komplett ausgefallen usw.

> Als Beispiel nenne ich hier einige Kommentare, die für mich tief verletzend waren: »Aha, die Haare sind auch noch da. Die meisten Menschen, die hierherkommen, sind zum wiederholten Male hier (hierin ist eine fatale Suggestion enthalten: Das kann Ihnen auch passieren!). Dieses Kleid können Sie demnächst nicht mehr tragen, wir werden Sie bis hoch ins Dekolleté mit Edding markieren.«

> Darüber hinaus gab es noch ein paar Unstimmigkeiten in Bezug auf den Starttermin. Die ganze Atmosphäre in dem Institut war in meiner Wahrnehmung von Negativität geprägt, sodass ich mit meinem Terminplan für die nächsten Wochen in der Hand das Institut verließ, am Ausgang kehrt machte und alle Termine sofort wieder absagte. Hier wollte ich meine Therapiereise nicht beenden! Rückblickend waren in dieser Begegnung viele Negativsuggestionen enthalten, die ich erst später mit meiner Hypnotherapeutin sortierte und wieder loswurde.

> Wenn ich zurückschaue, ist hier auch bei mir einiges in der Kommunikation aktiviert worden, was neben den Worten et-

was mit der Art des Umgangs zu tun hatte und in einer anderen Lebenssituation und einem anderen Kontext vermutlich weniger belastend oder gar nicht auf mich eingewirkt hätte. Ich habe auch gesehen, dass Strahleninstitute extrem eng getaktet sind (die Auslastung ist erschreckend hoch), sodass ich durchaus sogar etwas Verständnis dafür habe, dass auch mein Gegenüber als Rollenträger der Organisation unter Druck stand.

Rückblickend bin ich mir jedoch sicher, dass ich das einzig Richtige gemacht habe, gut für mich zu sorgen und aus dieser Dynamik auszusteigen. Ich bin immer noch Kundin des Gesundheitssystems! Diese Entscheidung klingt hier möglicherweise leichter, als sie in dieser Lebenssituation für mich war. Sie kostete mich viel Kraft. Einen Anruf aus dem Institut habe ich ignoriert. Ich fühlte mich zu dem Zeitpunkt nicht in der Lage, ein konstruktives Feedback zu geben. Von diesem Termin habe ich mich erst nach zwei Wochen emotional erholt. Das andere Institut, das meine damals behandelnde Ärztin mir empfohlen hatte, spiegelte für mich genau das Gegenteil wider.

Aus eigener Erfahrung weiß ich, wie viel Sortierarbeit und Energie es kostet, sich von negativen Suggestionen zu lösen und sich wieder auf den kraftvollen Weg zu begeben. Dabei bleiben die ganzen positiven Wirkungen der Kommunikation jedoch unerwähnt.

Einige positive Aussagen aus meiner Reiseerfahrung, die kraftvoll und nährend wirken, sind in Abbildung 5 zitiert.

Geben Sie Ihren behandelnden Ärzten oder dem Fachpersonal eine Rückmeldung über die positive Wirkung von entsprechenden Aussagen. Es sorgt beim Gegenüber auch für eine höhere Sensibilität dafür, wie seine Äußerungen auf den Patienten wirken und welche Relevanz sie haben. Ich glaube, dass wir Kunden des Gesundheitssystems sehr sparsam mit Lob gegenüber Ärzten sind. Es ist scheinbar einfacher, auf das Negative zu schauen und zu kritisieren.

> ⊕ Leben Sie Ihr Leben so normal wie möglich weiter, feiern Sie alle Feste, wie sie kommen.
> ⊕ Sie treffen die Entscheidungen für Ihr Leben, nehmen Sie sich Ihre Zeit und holen Sie gerne eine Zweitmeinung ein.
> ⊕ Es gibt sehr gute Neuigkeiten, die Therapie schlägt sehr gut an.
> ⊕ Sie haben alles für sich getan, gehen Sie davon aus, dass Sie uns nicht mehr wiedersehen werden und gesund bleiben.
> ⊕ Eine meiner Kolleginnen hat die Therapie sehr gut vertragen und währenddessen sogar gearbeitet.
> ⊕ Verschwenden Sie keine Gedanken an Wiedererkrankungsrisiken, Sie fahren doch auch Auto oder Fahrrad.
> ⊕ Dann wollen wir schauen, dass Sie weiterhin gesund bleiben.

Abb. 5: Beispiele für Aussagen mit positiver suggestiver Wirkung (Illustration: Thorwald Spangenberg)

 Reisetipp

Vermeiden Sie Internetforen, wenn Sie auf der Suche nach Informationen zu der Therapiereise sind, für die Sie sich entschieden haben. In Foren finden Sie eine Fülle von weiteren neuen Bildern und potenziellen negativen Suggestionen, die aus der Erfahrung einzelner Betroffener geschildert werden und nichts mit Ihnen zu tun haben.

Ein Zitat von Mark Twain bringt die Gefahren negativer Suggestionen überspitzt auf den Punkt:

»Seien Sie vorsichtig beim Lesen von Gesundheitsbüchern. Ein Druckfehler kann Ihr Tod sein.«

Wenn Sie Informationen suchen, die inhaltlich für Sie relevant sind, dann nutzen Sie offizielle seriöse Quellen und medizinische Literatur zu Ihrer Reise. Sie finden im Anhang dieses Buchs dazu wertvolle Tipps.

Und denken Sie daran, sich und Ihren Körper dabei immer auch zu befragen, wonach Sie derzeit suchen und was Sie gerade brauchen, das Sie stärkt und stützt.

Reflexionszeit: Die Macht der Kommunikation:

Hier haben Sie die Möglichkeit, Ihre Gedanken zu Informationen, die Sie als neu für sich wahrnehmen – sei es aus Arztgesprächen, Büchern oder einem Erfahrungsaustausch – zu strukturieren:

Welche Aussagen sind neu für mich?

- _____
- _____
- _____
- _____

Folgende Aussagen stärken mich:

- _____
- _____
- _____
- _____

Die Wirkung auf mich ist folgende:

- _____
- _____
- _____
- _____

Folgende Aussagen sind belastend für mich:

- _____
- _____
- _____
- _____

Die Wirkung auf mich ist folgende:

- _____
- _____
- _____
- _____

Diese Aussagen möchte ich wieder loswerden:

- _____
- _____
- _____
- _____

… und ich entscheide mich, Folgendes damit zu tun:

- _____
- _____
- _____
- _____

Das Reisebüro – die Rolle der Berater

Sie gehen in ein Reisebüro, um sich bestmöglich auf Ihr Reiseland vorzubereiten. Dabei erhalten Sie vielfältige Informationen oder auch Erfahrungsberichte. Idealerweise erkennt Ihr Gegenüber im Gespräch, welche Art von Reise zu Ihnen passt, und stellt die Reiseroute entsprechend gemeinsam mit Ihnen zusammen. Gedanklich stimmen Sie sich dadurch immer besser auf die bevorstehende Reise ein, klären Fragen und fühlen sich vor Reiseantritt gut vorbereitet. Es kann losgehen.

Bei einer Krebsdiagnose beginnt die Reisevorbereitung vor allem mit der Unterstützung von Ärzten, die die Rolle der Berater haben (sollten). Als betroffene Person sind Sie nun stark angewiesen auf das fachliche Wissen und die Erfahrungen rund um Ihre Therapiereise. Der Vorteil der heute geltenden Therapiemaßnahmen liegt darin, dass Sie mit der Diagnose Krebs (je nach Art und Schwere der Erkrankung) nicht dauerhaft in einer Klinik verweilen müssen, sondern die Behandlungen in sehr vielen Fällen ambulant erfolgen können. Dies ist ein enormer Fortschritt vor allem in Bezug auf die Lebensqualität während der Therapiereise. Dadurch machen Sie jedoch auch Bekanntschaft mit vielen verschiedenen Beratern. Mit jedem Erstbesuch in einer Arztpraxis lernen Sie Ihr Gegenüber neu kennen, und Sie geraten in für Sie neue Umgebungen. Ihr Fall wird unterschiedlich intensiv beleuchtet, und der persönliche Umgang mit Ihnen als Person ist immer wieder anders. Ein integriertes Vorgehen in einer klinischen Einrichtung, in der all Ihre Informationen zusammenlaufen, das Fachpersonal sich austauscht und Ihren Fall verfolgt und in der Sie einen zentralen Ansprechpartner haben, ist wahrscheinlich eher die Ausnahme.

Die neuen Begegnungen und zusätzlichen Impulse von außen müssen Sie immer wieder neu sortieren – sie können manchmal beruhigend wirken, manchmal aber auch verunsichern oder gar verstören. Es erscheint oft so, als würden Sie für jeden Reiseabschnitt ein neues Reisebüro konsultieren.

Deshalb möchte ich Sie in diesem Kapitel auf die Begegnungen mit dem beratenden Umfeld vorbereiten, damit Sie Klarheit für Ihren Reiseprozess behalten.

> Die wichtigste Regel lautet: Sie sind Kunde des Gesundheitssystems und benötigen die Berater, um die für Sie richtigen Entscheidungen im Reiseverlauf zu treffen.

Externe Fachberater haben die Aufgabe, ihr Wissen und ihre Erfahrungen zur Verfügung zu stellen und Sie als Begleiter im Reiseverlauf vertrauensvoll zu unterstützen. Sie dürfen Ihre Berater auch wechseln. Dies ist vor allem zu empfehlen, wenn das Vertrauensverhältnis gestört ist (s. auch das Kapitel »Die Macht der Kommunikation – empfohlene Schutzimpfungen«). Vertrauen ist die wichtigste Basis für eine Kooperation zwischen Ihnen als Kunde und den Ärzten als Beratern. Schließlich geht es hier nicht um eine Schnittwunde. Um es mit den Worten von Bernard Lown in seinem Buch *Die verlorene Kunst des Heilens* (2015) zu beschreiben:

> »Wenn es eine Partnerschaft in der Medizin geben soll, dann muss der Patient der ranghöhere Partner sein, der nicht davon abgebracht werden darf, das entscheidende letzte Wort zu sprechen« (Lown 2015, S. 105).

Eine Klinik ist möglicherweise die erste wichtige Anlaufstelle, nachdem Ihre Untersuchungsergebnisse vorliegen. Hier werden alle nötigen Untersuchungen für die weitere Präzisierung der Diagnose gemacht, und es erfolgen Empfehlungen für die erforderlichen Therapiemaßnahmen.

> 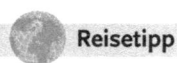 **Reisetipp**
>
> Bitte beachten Sie, dass z. B. in Arztpraxen oder Kliniken vor Ihnen sogenannte »Rollenträger« sitzen und nicht der Arzt oder die Ärztin als Privatperson. Sie können dafür zur Veranschaulichung das Gesundheitssystem mit einer Vielzahl von Organisationen vergleichen (u. a. Kliniken, Krankenkassen, Pharmaunternehmen, Arztpraxen), die direkt oder indirekt etwas miteinander zu tun haben. Sie treffen auf Teammitglieder oder leitende Personen einer Abteilung, die für Ihre Abteilung auch die jeweiligen Ziele mit verfolgen und unterstützen. Auch wirtschaftliche Ziele gehören dazu.

Das mag im ersten Moment irritierend klingen, gilt aber auch für uns selbst, wenn wir in einer Organisation (Unternehmen, Behörde, Verein etc.) tätig sind oder zu Hause als Familienmitglied agieren. Unser Verhalten ist vom jeweiligen Kontext (Umfeld) abhängig. Es ist vollkommen normal, es hier nicht mit Privatpersonen zu tun zu haben, denn es ist das nüchterne Gesetz für einen Job und das Funktionieren von Organisationen, dass man im Sinne der Organisation handelt.

Was genau bedeutet das in Ihrer Situation, und worauf sollten Sie hierbei achten? Ich möchte dies an einem eigenen Beispiel illustrieren, damit es greifbarer wird:

> Am Tag meiner Diagnose wurde ich darüber informiert, dass ich an einer Studie teilnehmen kann, die aus Sicht des leitenden Arztes eine sehr sinnvolle und gute Maßnahme für meinen Diagnosefall wäre. Die Vorteile lagen auch auf der Hand: engmaschige Untersuchungen zum Therapieverlauf, der Beitrag zu möglichen bahnbrechenden neuen wissenschaftlichen Erkenntnissen bereits am Markt zugelassener Medikamente, die für zukünftige Betroffene einen hohen Nutzen haben können. Selbstverständlich bestand jederzeit die Möglichkeit, abbrechen zu dürfen. Zusätzlich gab es viel Informationsmaterial zum Lesen. Unabhängig vom ungünstigen Zeitpunkt, mich am Tag der Diagnose mit diesen Entscheidungen zu konfrontieren – an diesem Tag ist ohnehin alles unwirklich –, hatte ich schnell das Gefühl,

dass die Studie nichts für mich ist. Folgende Hypothesen in Bezug auf die Ziele begleiteten mich:

- Die Studie ist relevant für die Reputation der Klinik – durch die Teilnahme an einer breit angelegten internationalen Studie.
- Die Studie ist für die jeweilige projektleitende Person relevant, um den Professorentitel zu erlangen.
- Es geht auch um den wirtschaftlichen Nutzen für die jeweiligen Finanzierer der Studie (in diesem Fall Pharmaunternehmen).
- Es geht um die Erforschung neuer Medikamente für die bessere Genesung von Betroffenen.

Vermutlich wird niemand aus der jeweiligen Organisation die ersten drei Hypothesen bestätigen wollen, und ich bin mir sicher, dass viele Leser aus den Bereichen Wissenschaft oder Medizin diese Sätze zum Teil anmaßend finden. Es geht jedoch nicht um richtig oder falsch, sondern um die Fülle an Möglichkeiten, die im Genesungsprozess mitschwingen, und meine obigen Hypothesen, einzeln oder in Kombination betrachtet, gehören definitiv dazu. Seien Sie vorsichtig für sich selbst, es geht ja um Ihr Leben. Diejenigen, die Sie in der Organisation von etwas überzeugen, sprechen aus Ihrer Rolle heraus und nicht als Privatperson. Merken Sie sich das unbedingt! Im obigen Beispiel geht es mir nur darum, Möglichkeiten zu verdeutlichen, nicht um die generelle Ablehnung von z. B. Studien.

> Studien haben dafür gesorgt, dass ich selbst vom wissenschaftlichen Fortschritt profitieren durfte, und im ersten Moment habe ich eine moralische Verpflichtung gespürt, mitmachen zu sollen. Jedoch haben glücklicherweise mein Körpergefühl, mein Verstand, mein Partner und ein befreundeter Arzt sowie eine Ärztin meine Entscheidung unterstützt, nicht teilzunehmen. Mein Körpergefühl sagte mir, dass ich nicht mehr als den erforschten Standard für meinen Fall benötige. Meine Therapiereise hatte später übrigens einen deutlich kürzeren Verlauf als vom Berater-

team vorgeschlagen und prognostiziert. Nicht auszudenken, was ich mir und meinem Körper durch die Teilnahme an der Studie mit vielen weiteren Medikationen angetan hätte. Die Ablehnung hatte übrigens keinen Einfluss auf meine ärztliche Betreuung gehabt. Ich fühlte mich weiterhin gut betreut.

Horchen Sie in sich hinein, Ihr Körperwissen kann Ihnen helfen, die für Sie richtige Entscheidung zu treffen. Sofern Sie sich mit den vorgeschlagenen Maßnahmen gut fühlen, spricht alles dafür, diese auch durchzuführen. Sobald Sie innerlich zweifeln, hören Sie dort hin und gehen Sie Ihrer Unsicherheit nach, bis Sie Sicherheit für sich haben. Im gesamten Prozess braucht es Ihre volle Kooperation, damit Sie die Maßnahmen aktiv mit unterstützen.

Reisetipp

Sie dürfen sich mit jeder Ihrer Entscheidungen gut fühlen und werden trotzdem gut versorgt sein!

Die Reiseplanung –
Fragen, Fragen und immer wieder Fragen

Im Abschnitt »Das Reisebüro – die Rolle der Berater« habe ich darauf hingewiesen, dass auch Ziele und Rollen in Organisationen einen Einfluss auf die Empfehlungen in Ihrem Reiseverlauf haben können. Es ist jedoch nicht Ihre Aufgabe, die Organisationsmechanismen zu untersuchen, sondern Sie wollen die für Sie relevanten Informationen erhalten, um die passende Reiseetappe zu wählen. Dazu haben Sie das einfachste und ehrlichste Mittel zur Verfügung: Fragen, Fragen und immer wieder Fragen zu stellen.

Wichtig ist, dass Sie die Art von Fragen stellen, die einen Informationsgewinn generieren. Beispielsweise sind bewertende Fragen nach gut oder schlecht wie »Ist das eine gute oder schlechte Therapie?« nicht sonderlich nützlich, da wertende Antworten keine zusätzlichen Informationen erbringen und Bewertungen immer subjektiv sind.

Folgende Fragearten können hilfreich sein:

Offene Fragen

Die Warum-Frage klammere ich gerne aus den W-Fragen aus, da sie zum Rechtfertigen einlädt. Wenn Sie eine

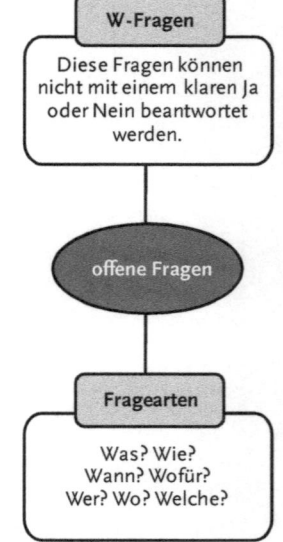

Abb. 6: Offene Fragen, sogenannte W-Fragen

Warum-Frage haben, fragen Sie lieber nach den Alternativen, den Risiken oder dem Nutzen, anstatt zu fragen, warum sie etwas tun oder nicht tun sollten.

Die Nicht-Frage

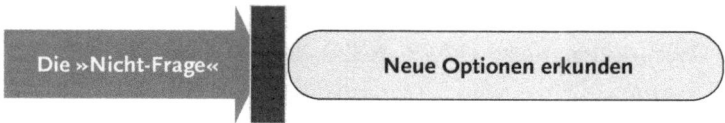

Abb. 7: Die Nicht-Frage

Etwas nicht zu tun, zumindest hypothetisch, erweitert die eigenen Möglichkeiten. Automatisch entsteht eine zweite Option. Häufig gibt es eindeutige Therapieempfehlungen. Jede Therapieempfehlung kann einen Raum an Möglichkeiten bieten. Um diesen nur gedanklich zu erfassen, kann es hilfreich sein, die Nicht-Frage zu stellen.

Ganz konkret können es folgende Fragen sein: Was passiert, wenn ich diese Therapie *nicht* durchlaufe? Was würde aus Ihrer Sicht potenziell passieren, wenn ich auf diesen Baustein *verzichte*?

Fragen zum zeitlichen Ablauf

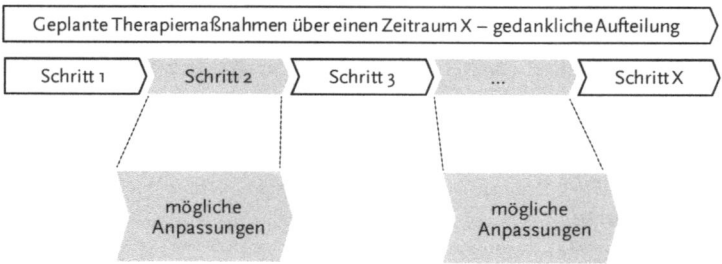

Abb. 8: Zeitlicher Ablauf einzelner Maßnahmen – gedankliche Aufteilung in einzelne Schritte

Die Therapiemaßnahmen liegen in der Zukunft, und abhängig vom Verlauf können Anpassungen notwendig sein. Erfragen Sie für sich, welche Schritte jetzt für den Moment relevant sind und welche später kommen. Das kann Sie gedanklich entlasten, sich zunächst mit Schritt eins zu beschäftigen, statt mit allem auf einmal. Beispielfragen sind:

- Wann genau muss ich welche Entscheidung treffen?
- Was muss ich genau jetzt entscheiden?
- Wie viel Zeit darf ich mir aus Ihrer Sicht nehmen, bis ich beginnen sollte?

Reisetipp

Nehmen Sie sich die Zeit, um Ihre Fragen zu klären. In der Regel erlaubt eine Krebsdiagnose genügend Zeit, die nächsten Schritte in Ruhe zu planen. Körper, Geist und Seele sollten gleichermaßen für den Reiseantritt bereit sein.

Beispielfragen als Anregungen:

- Wie genau sieht der angedachte Therapieprozess aus?
- Was genau ist das Ziel dieser Maßnahme?
- Was bedeuten die ganzen Begrifflichkeiten, wie z. B. Ki-67-Faktor, Grading, Klassifizierung?
- Was genau muss ich jetzt entscheiden?
- Wann sollte ich aus Ihrer Sicht mit Schritt eins beginnen?
- Welche Risiken bestehen, wenn ich z. B. eine Woche länger warte?
- Was gilt es noch zu beachten?
- Was spricht dagegen, den Therapiemix oder die Reihenfolge zu ändern?
- Welchen Unterschied macht es konkret, ob ich das eine oder das andere tue?
- Welche Arbeit leistet die Chemotherapie genau?

- Wofür genau sind die Antikörper zuständig, welches Mittel hat welchen Anteil bei der Vernichtung der Krebszellen? Lässt sich diese Frage überhaupt genau beantworten?
- Was kann ich mir Gutes tun, um diese Phase gut zu durchlaufen?
- Wenn Sie meinen Tumor auf einer Skala von 1–10 kategorisieren, wobei 1 für sehr harmlos steht und 10 für sehr aggressiv, wie schätzen Sie diesen ein?

Zum Abschluss eines Gesprächs können Sie Folgendes fragen:

- Was muss ich noch wissen, bevor es losgeht?
- Was habe ich aus Ihrer Sicht vergessen zu fragen?

Als hypothetische Frage eignet sich auch:

- Was genau würden Sie einer Ihnen nahestehenden Person an meiner Stelle jetzt raten?

Es kann sein, dass Sie auf die letzte Frage keine Antwort bekommen. Wenn Sie aber eine Antwort bekommen, können Sie in der Regel davon ausgehen, dass sie ehrlich und sehr persönlich gemeint ist. Solche Antworten tun in der Regel gut, auch wenn die Situation noch so schwer ist.

Nach etwa fünf Tagen war ich so weit, all meine Fragen zu ordnen und zu strukturieren. Ich war aber ganz auf der Ebene des Verstandes unterwegs. Die Seele, so wie ich es für mich beschrieben habe, brauchte noch etwas Zeit mitzukommen: »Ich brauche jetzt etwas Zeit durchzuatmen, die Fakten habe ich so weit für mich sortiert, aber die Seele ist noch nicht mit dabei.«

Ich habe mir nach den Fragerunden zur Informationssammlung noch vier Wochen Zeit gelassen, bis die erste Therapiemaßnahme losging. Und bis dahin hatte sich im Prozess einiges geändert, nämlich die Abfolge der Therapiemaßnahmen. Ich stellte meine Fragen erneut, denn die Therapiemaßnahmen fühlten sich noch nicht stimmig an. Erst als meine Ärztin mir anbot, die

Reihenfolge der Chemotherapien zu ändern, stellte sich bei mir ein Gefühl der Erleichterung ein. In dem Moment fühlte ich: »Ja, ich bin bereit, es kann losgehen. Das ist der richtige Weg.«

Vorher war ich innerlich noch voller Widerstand gewesen, der Körper hatte auch hier schon die Antwort gewusst, denn ich habe auf den zweiten Teil der Chemotherapie in meinem Reiseverlauf dann verzichtet. Ich bin meiner Ärztin sehr dankbar, dass sie den Mut hatte, diesen Vorschlag zu machen, schließlich orientiert sich alles aus meiner Sicht sehr stark an den sogenannten Leitlinien, den Standardprozessen.

Denken Sie daran, dass es einen an den Leitlinien orientierten vorgegebenen Pfad gibt, dieser aber aus vielen Schritten besteht, und je nach Verlauf auch andere Maßnahmen erforderlich sein können. Erlauben Sie sich daher, gedanklich bei jedem Abschnitt neu entscheiden zu können und zu dürfen. Allein die gedankliche Erlaubnis macht einen großen Unterschied und nimmt dem möglicherweise langen Prozess den Stress, die Unübersichtlichkeit sowie das Misstrauen gegenüber Unbekanntem.

 Reisetipp

Sie haben immer wieder Zeit, neu zu denken und Ihren Körper zu fragen, was er jetzt braucht. Er weiß es! Versuchen Sie, sich im Hinblick auf die Zukunft zu entlasten und aktiv am ersten Schritt mitzuarbeiten.

An dieser Stelle möchte ich mich gerne auf Eckart Tolle[10] beziehen: »Was wir als Zukunft bezeichnen, existiert nur als Gedanke in unserem Kopf.« Im Moment gibt es nichts anderes als das Hier und Jetzt. Dies gilt für jeden einzelnen Moment.

---

10 https://www.youtube.com/watch?v=L9MU92AZHq8.

Die Wahl der Reiseart – Möglichkeiten der Gestaltung

Es gibt mehrere Reisearten für Ihren Therapieprozess, aus denen Sie wählen können:

1) Pauschalreise
2) Flex-Reise
3) Individualreise

Die Pauschalreise

Bei der Pauschalreise stehen alle Reiseabschnitte fest, Sie buchen ein Pauschalpaket, mit »Transfer-Service, Hotel, Anreise, Abreise und allen All-inclusive-Paketen«. Sie müssen sich um keine Sonderbuchungen für diese Reise kümmern. Der Starttermin wird festgelegt, und das Ende der Reise ist ebenfalls bekannt. Im Kleingedruckten sind mögliche Abweichungen nachlesbar, die nur eintreten, wenn im Reiseverlauf unerwartete Änderungen notwendig sein sollten.

Diese Art der Reise basiert auf den Ergebnissen jahrelanger »Studienreisen« – die Reise ist sogar weltweit erprobt, und der Reiseverlauf auf Basis langjähriger Reiseerfahrungsberichte theoretisch gut prognostizierbar. Sie haben bei dieser Reise relativ wenig Aufwand bei der Koordination und Ausgestaltung der Reiseabschnitte. Sie erhalten einen ganz konkreten Plan und müssen »nur« noch die Reise antreten und gut durchhalten.

Die Flex-Reise

Die Reiseart ist modular aufgebaut, basiert auf den Erkenntnissen der Pauschalreise und hat grundsätzlich die gleichen Bausteine. Der einzige Unterschied liegt darin, dass Sie die einzelnen Abschnitte dieser Reise bereits gedanklich flexibel gestalten können, indem Sie sich auf jeden einzelnen Schritt konzentrieren.

Je nach Ergebnis der einzelnen Reiseabschnitte gehen Sie aktiv in den Dialog mit Ihren Beratern und Ihrem Körper (diesen befragen Sie ohnehin ständig – egal, für welche Reiseart Sie sich entscheiden). Diese Art zu reisen ist etwas aufwendiger. Sie buchen vorab nicht alle Unterkünfte und Flüge, sondern haben auch die Möglichkeit, die Reiseroute und auch die Länge der Etappen im Verlauf anzupassen.

Die Individualreise

Hier gibt es keine vorgegebenen Bausteine, Sie planen jeden einzelnen Schritt mit Ihren Beratern selbst, orientieren sich eventuell an den obigen beiden Reisen oder schauen nach Alternativangeboten, die Ihnen die bekannten Reisebüros nicht bieten. Sie erkunden auf eigene Faust neue Gegenden und nutzen Reiseführer und bei Bedarf verschiedenste Berater. Die Länge der Reise variiert je nach Ergebnis und Erkenntnis Ihrer Erkundungspfade.

Bedenken Sie bei dieser Art der Reise, dass es keine oder nur vereinzelte individuelle Erfahrungsberichte gibt – und dann ohne evidenzbasierte Erkenntnisse und lange Beobachtungszeiträume. Aus der Perspektive der modernen Medizin findet diese Reiseart kaum Unterstützung.

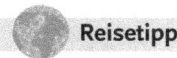

> **Reisetipp**
>
> Auch wenn viele Menschen der modernen Medizin nicht uneingeschränkt vertrauen und zahlreiche Alternativmethoden sich großer Beliebtheit erfreuen, so sollten wir uns den Fortschritten und Erkenntnissen der Wissenschaft nicht verschließen – wohlgemerkt: mit kritischem Blick. Ein Sowohl-als-auch ist häufig ein guter Kompromiss.

Sie dürfen alles hinterfragen und entscheiden. Überprüfen Sie unbedingt, wo Ihr Gefühl Sie hinleitet und ob es zu der jetzigen Situation passt oder ob Ihren Gedanken ein alter Bekannter in Form von Ängsten, Zweifeln und Ablehnung begegnet. Erlangen Sie Klarheit für sich. Auch hier kann ein Gespräch mit einer außenstehenden Person sehr hilfreich sein.

Achten Sie immer auf einen respektvollen Umgang mit Ihrer Außenwelt und bleiben Sie mit sich und Ihrem Körper verbunden. Treffen Sie Ihre Entscheidungen, nutzen Sie die verfügbaren Ressourcen und stehen Sie hinter Ihren Entscheidungen mit all den noch unbekannten Konsequenzen. Das Leben ist nicht planbar, auch wenn viele Menschen gerne glauben, dass es so sei. Jedoch ist es möglich, einen positiven Ausgang vor Augen zu haben, diesen mitzugestalten und die Erkenntnisse in der Krebstherapie für sich zu nutzen. Diese Haltung trägt zu einer Verbesserung Ihrer Lebensqualität bei.

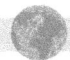

> **Reisetipp**
>
> Falls Sie eine vom Standard abweichende Reiseart wählen sollten, so überlegen Sie sich auch hierbei gut, wem Sie davon erzählen möchten. Außenstehende sind nicht in Ihrer Situation, sie können auch gar nicht wissen, mit wie vielen komplexen Themen Sie sich befassen müssen, und reagieren vielleicht mit Unverständnis auf Ihre Entscheidungen.
>
> Denken Sie daran, dass diese Menschen mit ihrer Reaktion vielleicht eher über sich selbst sprechen und ihre eigene Unsi-

cherheit mitschwingen kann. Je weniger Menschen involviert sind, desto leichter können Ihre Reisewege sein – vor allem, wenn Sie abweichende Wege wählen.

Reisewettbewerbe – Vergleiche meiden

Vergleiche können dazu dienen, etwas einzuordnen oder auch zu bewerten (ob sinnvoll oder nicht, sei an dieser Stelle nicht weiter thematisiert). Sie können eine durchaus hilfreiche Funktion in Bezug darauf haben, dass man eine Krebsdiagnose besser »versteht«. Vergleiche können jedoch auch einen eigenartigen Nachgeschmack erzeugen und verstörend wirken, wenn sie sich zu Wettbewerben entwickeln.

Als Beispiele möchte ich unterschiedliche kurze Gesprächssequenzen aufzeigen. Die erste bezieht sich auf ein Kosmetikseminar, das für Krebspatientinnen von der Organisation DKMS Life (s. Serviceteil) als Unterstützung während einer Chemotherapie angeboten wird. Diese Seminare werden von ehrenamtlichen Expertinnen abgehalten. Hier erhalten die Teilnehmerinnen eine Produktvielfalt an Kosmetikartikeln als Geschenk zum Seminar dazu. Die zweite kurze Gesprächssequenz ist aus dem Alltag herausgegriffen. Lesen Sie selbst.

Gespräch 1:

PERSON A: Ich habe nicht so tolle Kosmetikartikel bekommen wie die anderen.

PERSON B: Ich finde toll, dass es diese Angebote überhaupt gibt. Und dazu gibt es auch noch all diese Produkte gratis dazu.

PERSON A: Darf ich fragen, wie groß dein Tumor ist?

PERSON B (zögerlich): Ja, er war zum Zeitpunkt der Diagnose 2 cm groß.

PERSON A: Ach, nur? Meiner war 5 cm.

PERSON B: Oh. Okay.

Vergleiche meiden

PERSON A: Wie ist denn dein Ki-67[11]-Faktor?

PERSON B: Ich meine, über 15 %, ich weiß es nicht mehr so genau.

PERSON A: So hoch? Meiner ist nur 5 %. Ich habe aber schon zwei Operationen hinter mir. Wie ist denn deine Tumorklassifikation?

PERSON B: Ist schon eigenartig, was für einen Wortschatz wir hier gerade verwenden, der war mir vor ein paar Wochen noch fremd. Ich geh dann mal los, ich bin noch verabredet. Alles Gute für dich.

PERSON A: Ja, für dich auch.

Der obige Diagnosevergleich kann auf eine große Unsicherheit von Person A hindeuten, die über Vergleiche für sich selbst mehr Sicherheit gewinnen möchte. Die Vergleiche dienen gegebenenfalls dazu, die eigene Situation besser einzuordnen. Sie haben nichts mit der Person B zu tun. Es ist hilfreich, wenn man Klarheit für sich gewinnt. Reisewettbewerbe sind hierzu weniger ratsam, denn sie ändern nichts an der eigenen Situation.

 Reisetipp

Ein gegenseitiger Austausch zwischen Betroffenen kann im Gegensatz zu Wettbewerben sehr nützlich sein. Man tauscht sich über den Umgang mit der Diagnose, die jeweiligen Probleme und Lösungsideen aus und kann sich auf diese Weise unterstützen – wertschätzend und ohne Bewertungen des Gegenübers. Selbsthilfegruppen können hierzu geeignete Möglichkeiten sein.

---

11 Ki-67-Faktor: gibt die Wachstumsgeschwindigkeit von Tumorzellen bei Brustkrebs an.

Gespräch 2:

PERSON A: Wie geht es dir denn?

PERSON B: Mir geht es gut, ich komme ganz gut zurecht, befinde mich in der sechsten Woche der Chemotherapie, meine Haare sind kürzer, schau. Es klingt vielleicht absurd, aber ich mache mir gerade die meisten Sorgen darüber, dass ich meine Haare komplett verliere. Dann wird die Erkrankung sichtbar. Ich hätte nicht gedacht, dass die Gedanken darüber mir so viel Stress bereiten würden. Zum Glück sind die Haare ja noch da.

PERSON A: Ja, du siehst doch gut aus mit den kurzen Haaren. Die Mutter von einer Freundin hat auch Krebs, schlimm.

PERSON B (kennt diese Person nicht): Es gibt so viele Fälle ...

PERSON A: Wenn wir schon über Krankheiten reden, kann ich dir ja auch von meinen Krankheiten erzählen. Also, ich habe gerade eine hartnäckige Erkältung hinter mir. Und seit Längerem schmerzt mein Knie so sehr. Ich muss eventuell operiert werden. Na ja, so ist das, man wird eben nicht jünger.

PERSON B (irritiert): Das ist nicht schön mit deinem Knie.

PERSON A: Und im Job ist auch gerade viel Stress. Was soll ich dir sagen.

PERSON B (nickt): Mmh.

Wettbewerber wie im obigen Beispiel möchten über sich sprechen und sind vermutlich in diesem Fall verunsichert oder überfordert mit der Krebsdiagnose der Person B. Für Person A ist es anscheinend hilfreich, wenn sie mit Blick auf die eigenen Belange vom Thema ablenkt und nicht auf Person B eingeht. Nehmen Sie es nicht persönlich, es hat nichts mit Ihnen (Person B) zu tun.

Wem geht es schlechter oder besser? Wer ist kränker und leidet mehr? Wer ist besser dran im Leben? Wer hat ein größeres Haus, Auto oder einen besseren Job? Wettbewerbe gibt es in vielen Lebensbereichen. Sie dienen meist dazu, die eigene Identität und den Selbstwert zu nähren, was nur von kurzer Dauer ist, denn unser Selbst(wert) hängt nicht von äußeren Faktoren oder den anderen Menschen ab.

 Reisetipp

Steigen Sie aus Wettbewerben aus und bleiben Sie bei sich.

Ohnmacht und Macht –
Auswege aus Problemzuständen

Während und auch nach Beendigung der Reise können Probleme auftauchen, die Ihr Leben so stark beeinflussen, dass sie Ihnen möglicherweise sehr viel Lebensenergie und Kraft rauben – auch unabhängig von Therapieverläufen. Davor ist niemand gänzlich und dauerhaft geschützt.

Als Beispiele für solche Problemzustände seien folgende Situationen oder Gedanken genannt:

- Sie fühlen sich nach Erhalt der Diagnose wie gelähmt und haben das Gefühl, dass das Leben nun für Sie bereits vorbei sei.
- Auch während des Reiseprozesses sind Sie oft sehr traurig, empfinden Verlust und Sorge. Die Reise stellt (unabhängig vom Verlauf) dauerhaft eine große psychische Belastung für Sie dar.
- Ihnen fällt die Abgrenzung zu anderen Betroffenen (sei es in Arztpraxen oder in der Klinik) sehr schwer. Die Bilder beeinflussen Ihre Gedanken über Ihre eigene Zukunft.
- Ihre nächsten Bezugspersonen reagieren gereizt, sind voller Sorge oder weinen ständig. Sie haben das Gefühl, dauernd die anderen trösten zu müssen.
- Wiedererkrankungsgedanken bereiten Ihnen große Sorge. Sie haben vieles symbolisch aus dem Kopf verbannt, aber tief aus dem Unterbewusstsein meldet sich eine Stimme, die die Gedanken an mögliche Wiedererkrankungen aktiviert. Diese sind ständig präsent.
- Die Wiedererkrankung von Personen aus Ihrem Umfeld, Berichte in den Medien oder der Tod von Menschen, die eine

ähnliche Diagnose wie Sie hatten, beeinflusst Ihren Blick auf die Zukunft, und Sie fühlen sich dadurch sehr verunsichert.
- Geschehnisse rund um Ihre Diagnose verknüpfen Sie gedanklich mit Ihrer Erkrankung, und alle auf Vernunft basierten eigenen Überlegungen schaffen es nicht, diese Verbindungen zu löschen. Sie scheuen womöglich bestimmte Orte oder Handlungen, denn Sie denken, es könnte sich sonst alles wiederholen.

All diese Beispiele haben eines gemeinsam. Sie sind auf unterschiedliche Weise geprägt von Angst – Angst vor der Zukunft, Angst vor Verlust oder Angst vor dem Tod. Darüber hinaus können die Diagnose und die Reiseerfahrung wie ein Trauma wirken und im Körper verankert sein.

Was also tun, wenn sich sogenannte Problemtrancen einstellen und länger anhalten?

Das Trauma der Diagnose loswerden

Die Diagnose kann im Körper als traumatisches Erlebnis abgespeichert sein, das verschiedene Reaktionen hervorrufen kann – wie zum Beispiel das mulmige Gefühl jedes Jahr zum Zeitpunkt der Diagnose oder andere oben genannte Beispiele. Der Tatbestand der Erkrankung sowie der Therapiereise lassen sich nicht mehr verändern, das abgespeicherte Erlebnis und die assoziierten Gedanken und körperlichen Empfindungen lassen sich jedoch bearbeiten, verändern und verabschieden.

Dazu können sich zum Beispiel therapeutische Kurzzeitinterventionen wie EMDR[12], Klopftechniken (PEP, EFT, EDxTM)[13] oder auch andere körperorientierte Formen eignen.

---

12 EMDR: Eye Movement Desensitization and Reprocessing.
13 PEP: Prozess- und Embodimentfokussierte Psychologie; EFT: Emotional Freedom Technique; EdxTM: Energy Diagnostic and Treatment Methods.

Nicht zuletzt sind auch eigene symbolische Handlungen befreiend (s. auch das Kapitel »Reiseende – und nun?«).

Zulassen

Am wichtigsten ist es, diese Gefühle wahrzunehmen, sie zuzulassen und nicht zu unterdrücken. Es ist völlig »normal«, in Problemtrancen zu verfallen. Sie gehören zum Lebensprozess und vor allem zu dieser besonderen Therapiereise mit dazu. Das Ziel besteht auch nicht darin, diese Problemzustände zu ignorieren und »auszulöschen«, sondern den Fokus darauf zu entkräften, dass man vom Problem gepackt und darin gefangen ist. Dies dient dazu, sich Klarheit zu verschaffen, neue Kraft zu schöpfen und andere Möglichkeiten zu entdecken.

Wenn man die Gefühle hingegen unterdrückt, gewinnen sie an Macht und kommen geballt wieder zurück. Ein Zulassen hingegen lässt sie nach einiger Zeit kleiner werden und schwinden. Sobald wir in unseren Gedanken gefangen sind, wird alles enger – im Kopf und im Körper – sodass die Energie nicht mehr frei fließen kann. Mit unseren Gedanken füttern wir unsere Gefühle, sodass diese stärker und größer werden können. Wie kommt man am schnellsten raus aus diesem Gedankenkarussell?

 Reisetipp

Sofern Sie eine Bezugsperson haben, die gut zuhören kann, ohne zu werten und direkt Ratschläge zu geben, rufen Sie diese an und erzählen Sie frei von der Seele. Wenn Sie das Gefühl haben, da ist niemand, dann schreiben Sie Ihre Gefühle und Gedanken auf. Dadurch geben Sie ihnen Raum und entlasten sich selbst. Externe Unterstützung durch Coachs, Therapeuten oder ehrenamtliche Helfer können ebenfalls geeignet sein.

Eine weitere recht einfache und nützliche Methode dazu, wie man aus belastenden gedanklichen und emotionalen Situationen

> wieder herauskommt, kann der Fokus auf den eigenen Atem sein: Fokussieren Sie einige Minuten lang auf das Ein- und Ausatmen sowie das Wahrnehmen der natürlichen Atempausen nach dem Ausatmen. Probieren Sie es für sich aus.

Zeichen der Achtsamkeit

Sie können Ihre Gedanken auch als Zeichen der Achtsamkeit interpretieren. Die problembehafteten Gedanken können eine Erinnerungsfunktion darstellen: Ich möchte gut auf mich achten. Bin ich so unterwegs, wie es für mich gerade gut ist? Fühle ich mich gerade in Balance und sorge gut für mich (Gedanken, Nahrung, Bewegung, Menschen)? Möchte ich etwas ändern? Wonach ist mir gerade ganz ehrlich zumute? Spüren Sie in Ihren Körper hinein. Er wird Ihnen zurückmelden, ob Ihre Sorgen zu diesem Zeitpunkt und in dieser Form überhaupt berechtigt sind.

Ressourcenliste erstellen

Beleuchten Sie Ihre gegenwärtige Reisefähigkeit und Ihre individuellen Ressourcen. In welchem körperlichen Zustand befinden Sie sich derzeit? Was funktioniert alles gut? Welche Kraftquellen können Sie nutzen (Menschen, Orte)? Was ist Ihnen bisher gut gelungen? Wer oder was kann Sie entspannen? Welche Ihrer Fähigkeiten können Sie besonders gut nutzen? Welche noch? Was noch? Und noch? Schreiben Sie eine Liste mit allem, was Ihnen einfällt. Platzieren Sie die Liste sichtbar oder legen Sie sie griffbereit zur Seite. Vielleicht möchten Sie sie in einer späteren Phase auch noch ergänzen.

Ressourcenliste erstellen

Meine Ressourcenliste:

Welche Personen geben mir Kraft und sind in dieser Situation für mich besonders hilfreich?

- _____
- _____
- _____

Diese Orte sind Kraftspender:

- _____
- _____
- _____

Entspannen kann ich derzeit am besten mit ... (Musik, Büchern usw.):

- _____
- _____
- _____

Meine Fähigkeiten, die ich gerade sehr gut nutzen kann, sind:

- _____
- _____
- _____

Bisher ist mir gut gelungen, dass ich ...

- _____
- _____
- _____

Was noch?

- _____
- _____
- _____

Und was noch?

- _____
- _____
- _____

Verhaltensänderungen gegenüber Bezugspersonen

Bestimmte nahe Bezugspersonen rauben Ihnen Kraft durch ihre Sorgen und Tränen? Diese wollen von Ihnen unterstützt werden (s. auch das Kapitel »Reisebegleiter – die Rolle der Helfer«)? Bisher haben Sie das auch gewissenhaft getan – möglicherweise war das auch vor Ihrer Diagnose immer Ihre Rolle. Sie rufen diese Personen täglich zur gleichen Uhrzeit an, Sie planen Ausflüge für die anderen, damit diese sich erholen, und Sie haben bisher dafür gesorgt, dass alle anderen Ihre Trauer bei Ihnen loswerden können und es allen so weit gut geht.

Welchen Nutzen hatte Ihr Verhalten bisher, und für wen war es hilfreich? Wann kommen Sie selbst an die Reihe? Ab jetzt?

Tun Sie heute mal etwas anderes: Sie rufen nicht zur gewohnten Uhrzeit an. Oder Sie rufen an und eröffnen ein ganz anderes Gesprächsthema als sonst. Sie reden nicht über sich und auch nicht über die Sorge der anderen Person. Sie planen einen Ausflug für sich und überlegen, wer mitkommen könnte. Sie unterbrechen eine eingespielte Gewohnheit. Schauen Sie, was passiert und wie es Ihnen damit geht. Es können ganz einfache Dinge sein, die etwas Gewohntes unterbrechen – z. B. das Wechseln der Sitzplätze am Esstisch. Ganz nebenbei fördern Änderungen von Alltagsroutinen auch unsere geistigen Aktivitäten.

Die Therapiemaßnahmen sind unwirksam?

Diese Situation möchte ich nicht unerwähnt lassen, denn sie kann Menschen mit einer Krebsdiagnose oder auch anderen Erkrankungen betreffen. Das Leben schreibt zwischen einem (jeweils subjektiv bewerteten) Leidensweg und dem Tod viele verschiedene Geschichten. Ich selbst kann an dieser Stelle nicht mitreden, habe jedoch versucht, mich in diese Situationen zumindest gedanklich einzufühlen, um Anregungen anzubieten.

Mir fällt Milton Erickson[14] ein, der Zeit seines Lebens viele schwere Krankheiten und auch einen Unfall mit weitreichenden Folgen durchlebte. Seine Kraft schöpfte er aus Hoffnung und psychischer Widerstandsfähigkeit, womit er einige seiner Krankheiten sogar überwinden bzw. sein Leben trotz chronischer Schmerzen und Krankheiten zufrieden und mit viel Humor gestalten konnte (vgl. Short u. Weinspach 2017, S. 15 u. 24).

Es lohnt sich meines Erachtens immer, einen inneren Blick auf die Hoffnung zu richten und (sich) nicht aufzugeben. Auch Goethe formulierte: »Die Hoffnung hilft uns leben.«

Darüber hinaus glaube ich, dass die Kraft im Annehmen einer jeden Situation liegt – egal, wie schwerwiegend diese für einen selbst (oder das persönliche Umfeld) empfunden wird. Das Annehmen hilft uns, inneren Frieden zu finden und nicht zu verzweifeln. Eine professionelle Begleitung durch Außen-

---

14 Milton Erickson (1901–1980) gilt als einer der kreativsten Erneuerer der Psychotherapie und hatte großen Einfluss auf die Entwicklung der Familientherapie und der systemischen Therapie.

stehende bietet sich auch für diesen Prozess an – für alle Beteiligten.

Der Körper spricht in jeder Lebenssituation zu uns. Wenn die gewählten Therapiemaßnahmen nicht wirken und der körperliche Zustand sich verschlechtert, so kann es bedeuten, dass der Körper diese Behandlungen ablehnt, nicht verträgt oder nicht (mehr) benötigt. Diese Signale können nur Sie selbst wahrnehmen, hören und deuten.

Ich kannte eine Person, die in meiner Wahrnehmung ihre Krebsdiagnose nie angenommen hat – auch, als die Lebensenergie von Tag zu Tag schwand, bis sie von uns ging. Das ist ebenso ein Weg, und den gilt es vor allem für Außenstehende zu akzeptieren. Sicher wäre das nicht mein Weg. Es geht jedoch immer um den individuell gewählten besten Weg.

Gesellschaftlich sind wir so geprägt, dass wir eine schwere Krankheit oder den Tod als etwas sehr Schreckliches ansehen. Diese kollektive Sicht macht es nicht einfacher, damit auch anders umzugehen. Was passiert, wenn wir beginnen, unsere Lebensereignisse anders zu betrachten, ohne diese Perspektive mit Gleichgültigkeit zu verwechseln oder dadurch unsere Trauer über einen Verlust vermeiden zu wollen? Ich gebe zu, ich bin selbst auch noch nicht an dem Punkt, finde es jedoch lohnenswert, zu hinterfragen und andere Sichtweisen zu erlauben.

Fit bleiben während der Reise

Ich glaube, das Einzige, was in der gesamten medizinischen und therapeutischen Fachwelt – egal, welcher Richtung – unumstritten ist, ist die Erkenntnis, wie wichtig und nützlich körperliche Bewegung für unser Leben und vor allem während dieser Therapiereise ist.

Je nachdem, welche Art der Reise Sie durchlaufen, kann es sein, dass Sie das Erschöpfungssyndrom kennenlernen, auch Fatigue genannt. Dieses kann sich insbesondere während einer Chemo- und Strahlentherapie zeigen: Müdigkeit, schnelle Erschöpfungszustände, das frühzeitige Nachlassen der Konzentrationsfähigkeit, um hier nur einige Symptome zu nennen. Ein natürliches und sehr hilfreiches Gegenmittel ist Bewegung: Spazieren, Laufen und Radfahren an der frischen Luft – und zwar so regelmäßig und so oft wie möglich.

Ich kann mich daran erinnern, dass ich mich bereits nach der zweiten oder dritten Chemotherapiesitzung sehr müde gefühlt habe und auch noch am Folgetag sehr schlapp war. Ich habe viele Stunden geschlafen und geruht. Auch wenn ich davon überzeugt bin, dass der Körper sich das holt, was er braucht, und durch Ruhe und Schlaf ähnlich wie bei einem schweren grippalen Infekt alle Körperfunktionen runterfahren lässt, damit er den Infekt bekämpfen kann, so habe ich selbst erlebt, dass die Spirale der Erschöpfung hier schnell greift, wenn man sie gewähren lässt.

Und so begann ich, nahezu täglich strammen Schrittes im Park oder am Rhein entlang zu spazieren. Und ich bemerkte, dass dies der hartnäckigen Erschöpfung schnell entgegenwirkte. In Woche sieben fühlte ich mich fast fitter als vor Beginn der Therapie, obwohl ich schon immer in Bewegung gewesen war. Es war ein tolles Gefühl zu merken, dass die Bewegung mir viel

Energie gab und insgesamt das körperliche und geistige Wohlbefinden stärkte.

Dies gilt insbesondere auch für alle Reisebegleiter. Häufig wird berichtet, dass Erkrankte nach Ihrer Therapiereise ihre Lebensgewohnheiten nachhaltig ändern und sich mehr Zeit für die Gesunderhaltung einräumen, als sie dies vorher getan haben. Für alle Begleitenden, die nicht von Krankheiten betroffen sind, gilt die Frage: Worauf warten Sie für sich? Beginnen Sie heute, auf sich zu achten, und ändern Sie Ihre Lebensgewohnheiten. Vielleicht hatten Sie es auch schon lange vor? Man muss nicht erst krank werden, oder?

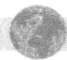

Reisetipp

Gönnen Sie sich Ihre Bewegungszeit und Ihre Art der Bewegung, sie hat einen doppelten Effekt: Sie steigert das Wohlbefinden und wirkt Erschöpfungszuständen entgegen – auch nach dem Ende dieser Reise.

Reiseplanänderung – darf ich das?

Ja, Sie dürfen.

Ich möchte Ihnen die gedankliche Reiseunterbrechung als ein Beispiel aus meiner eigenen Therapiereise nennen:

> Ich tat mich extrem schwer damit, eine Entscheidung für die Bestrahlung zu treffen. Ich erntete von den Fachleuten sowohl verbal als auch nonverbal Kritik bei dieser Überlegung. Man fühlt sich in solchen Momenten oft wie ein Idiot, wenn alle Welt offensichtlich den Kopf schüttelt und mit großem Unverständnis reagiert, was die ganze Entscheidung nicht leichter macht.
>
> Auch wenn alle Fakten dafür sprachen, war ich vollkommen verunsichert, und mein Körper signalisierte weder ein klares »Ja« noch ein klares »Nein«. In einer Stunde mit meiner Hypnotherapeutin kam auch in dieses Hadern Leichtigkeit hinein. Ich erarbeitete mir die Erlaubnis, jeden Tag entscheiden zu dürfen, ob ich weitermachen wollte. Allein die gedankliche Erlaubnis der Reiseplanänderung bzw. der Unterbrechung erleichterte mir den Start. Ich ging mit meinem orangefarbenen Sonnenhandtuch (mein inneres Bild bezog sich auf nützliche Sonnenstrahlen) zur Bestrahlung und brachte den ganzen Prozess gut zu Ende – ohne nennenswerte Nebenwirkungen.
>
> Während meiner Routineuntersuchungen beim Kardiologen, die im Rahmen meiner Therapiereise erforderlich waren, hatte ich folgendes Erlebnis: Die ersten Monate meiner Therapiereise begleitete mich ein sehr hoher Blutdruck. Als ich im Wartezimmer des Arztes saß, dachte ich an mein Herz und hoffte inständig, dass der Blutdruck bei der Untersuchung nicht wieder so extrem hoch wäre. Allein der Gedanke daran erhöhte den Blutdruck vermutlich noch mehr. Und, wie sollte es anders sein: Der Blutdruck war besorgniserregend hoch. Ich erhielt sofort ein Rezept für Betablocker (Medikament zur Senkung des Blutdrucks). Als ich den Arzt fragte, wie lange ich diese einnehmen solle, antwor-

tete er: »Ein Leben lang, dieses Medikament wird für Sie wichtiger sein als das andere« (mit dem anderen Medikament bezog er sich vermutlich auf das mit antihormoneller Wirkung). Mein Gegenüber machte nicht den Eindruck, als wolle er mit mir ein vertiefendes Erklärungsgespräch darüber führen.

Ich warf das Rezept einen Tag später in den Müll, denn ich wusste, dass mein Körper wieder ins Gleichgewicht kommen würde. Diese Zeit war eine besondere Zeit, und das Herz hatte mit der Versorgung des ganzen Körpers sehr viel zu tun, davon war ich überzeugt. Außerdem befand ich mich bei meinem Hausarzt in guten Händen. Ich wechselte nach Rücksprache mit diesem den Kardiologen, und siehe da: Ich stehe nach Abschluss meiner Therapie mit normalem Blutdruck und weiterhin völlig gesundem Herzen im Leben. Erst viel später lernte ich in einem Vortrag, dass Betablocker in Studien bei bestimmten Erkrankungen auch unabhängig vom Herz-Kreislauf-System positive Effekte haben können. Möglicherweise war das der Hintergrund für die lebenslange Empfehlung des Kardiologen.

Ein weiteres Beispiel der Reiseplanänderung hatte eine weit größere emotionale Tragweite. Aus Sicht der Berater gab es nur einen Weg zur Gesunderhaltung, nämlich den einer mehrjährigen antihormonellen Medikamententherapie. Nach allgemeiner Einschätzung war diese ein sehr viel bedeutsamerer Baustein der Gesamttherapie als der bis hierhin durchgemachte Prozess. Ich fühlte mich damit sehr unwohl.

Ich durchlief meine Entscheidungsprozesse nacheinander, und erst zum Ende hin kam das Thema Medikamentengabe in mein Bewusstsein. Ich befragte meinen Körper, der ein klares Nein zurückmeldete und sich vor Unwohlsein krümmte, als ich nach Antworten bezüglich der Medikamententherapie suchte. Wie habe ich das so konkret herausfinden können? Ich stellte mich im Wohnzimmer hin und spürte für die unterschiedlichen Optionen in meinen Körper hinein:

- Ich fragte meinen Körper nach der fünfjährigen Medikamententherapie,
- ich spürte in die Option, kein Medikament zu nehmen, hinein,

- in die Option, für beide Varianten offen zu bleiben und es im Zeitverlauf über die fünf Jahre jederzeit neu entscheiden zu können.
- Zu guter Letzt fragte ich mich, ob meine Ablehnung sich auf etwas anderes bezieht und mit dieser Frage gar nichts zu tun hat.

Alle Fragen bezogen sich auf das Ziel, in Bezug auf Tumorerkrankungen gesund zu bleiben. Das Ziel, in Zukunft dauerhaft gesund zu bleiben, erscheint mir bei derartigen Fragestellungen allerdings zu groß und zu allgemein. Eine Spezifizierung der Fragestellung und des Ziels ist hilfreich für die Suche nach Antworten. Die Antworten waren für mich eindeutig. Unter anderen Umständen – also bei positiver Körperrückmeldung – hätte ich mit dieser Entscheidung auch nicht gehadert. Dem Druck aus dem medizinischen System standzuhalten war für mich dennoch extrem schwer. Denn es gab nur eine Antwort im System – egal, wen ich fragte. Wochen der Entscheidungsfindung vergingen. Ich spürte einen inneren Konflikt, da mir die Fragestellung unentscheidbar erschien. Und natürlich wälzte ich Studienergebnisse, fragte nach Pros und Kontras in der Fachwelt, studierte die Mortalitäts- und 10-Jahres-Überlebensraten und suchte die Antworten im Außen.

Durch die intensive Auseinandersetzung klärte sich die Sachlage für mich deutlich. Jeder Mensch hat ein anderes Risikoempfinden. Jedes verlängerte Leben ist es wert – so gering die verbesserten Prozentzahlen auch sein mögen. Für meine eigene Entscheidung machten die recherchierten absoluten Zahlen in Bezug auf die Senkung der 10-Jahres-Mortalitätsrate keinen gravierenden Unterschied und überzeugten mich auch nicht, als ich die Studienergebnisse zu der empfohlenen Medikamententherapie durchforstete. Auch hier war es besonders wichtig, die absoluten Zahlen zu erforschen, denn die Prozentzahlen der z. B. 10-jährigen Therapie versprachen eine bis zu 30 %ige Verbesserung der Überlebensquoten gegenüber der bisher empfohlenen Therapie von 5 Jahren, was als alleinige Information sehr hoch und überzeugend klingt. Mich begleitete der Eindruck, dass viele Berater die Studienergebnisse undifferenziert an die Kunden weitergeben und dass eine tiefe Auseinandersetzung mit den Ergebnissen fehlt. So stehen häufig nur die Prozentzahlen im Raum. In absoluten Zahlen gesprochen ging es bei der obigen Quote um 2,8 Personen von 100 im betrachteten Zeitraum. Ein noch differenzierteres Bild ergab sich nach meiner Recherche, wenn man die Erkrankungen nach Risikogruppen unterteilte.

Das Risikoempfinden gilt es für sich ganz individuell abzuwägen. Eine konkrete Auskunft über die absolute Verlängerung der Lebenszeit von Studienteilnehmern ist aus den Studien nicht ersichtlich. Eine Verlängerung der Lebenszeit kann also auch nur wenige Wochen bedeuten und trotzdem positiv in das statistische Ergebnis einfließen. Statistiken stehe ich deshalb sehr nüchtern gegenüber. Sie verrieten in diesem Fall weder, wie die betrachteten Personen leben und wie ihre Lebensgewohnheiten sind noch wie ihre Lebensqualität ist, was vermutlich auch nicht im Fokus der Studie stand. Ein derart langer Betrachtungszeitraum von 10 bis 20 Jahren bedarf für ein differenziertes Bild sicherlich einer deutlich intensiveren Analyse, die auch kaum machbar erscheint. Der Zufall spielt zudem weiterhin eine bedeutende Rolle.

Neben all den Fakten hatte ich auch noch den Gedanken abgespeichert, dass ich allerspätestens bei Abschluss der Bestrahlung mit der täglichen Medikamenteneinnahme zu beginnen habe, sonst würden sich die Überlebensprognosen auch wieder verschlechtern. Am letzten Tag der Bestrahlung, die ich so gut vertragen hatte, hatte ich einen erstmaligen und heftigen Migräneanfall. Ich schleppte mich zu dem letzten Termin, denn ich wollte die Bestrahlung gerne abschließen. Ich fuhr mit dem Taxi zurück und musste unterwegs aussteigen und mich am Straßenrand übergeben. Der Taxifahrer konstruierte sich sicherlich das Bild von einer leidenden Krebspatientin, die ich ja im Gesamtprozess gar nicht war. Der Druck war für mich unbewusst offenbar viel größer, als ich es bewusst wahrnahm. Ich hatte mich noch nicht entschieden, und meine behandelnden Ärzte würden mir in dieser Frage weiterhin mit Unverständnis und großer Sorge begegnen. »Warum probieren Sie das Medikament nicht wenigstens aus? Sie können ja dann immer noch entscheiden.«

Es ging ja gar nicht darum, dass ich das Medikament als solches ablehnte. Ich brauchte es nicht, das war und ist meine Überzeugung trotz aller fachlichen und wissenschaftlichen Gegenargumente. Ich lebe ja schließlich in meinem Körper. Warum sollte ich es nicht ernsthaft besser wissen als alle Fachberater zusammen? Ein Gespräch mit meiner Hypnotherapeutin und die Hypnosesitzung sorgten dafür, dass ich innerhalb von 45 Minuten diese stechenden Kopfschmerzen loswurde und erst mal schlief. Neben einer weiteren und diesmal sehr verständnisvollen mittlerweile Fünftmeinung einer Ärztin verschob ich meine Entscheidung. Sie nahm mich ernst, gab mir interessante Anregungen zu den Studienergebnissen und entlastete mich in Bezug auf den zeitlichen Rahmen, jetzt sofort beginnen zu müssen. Diese Begegnung war ein Geschenk. Sie wissen ja, ein Zeitgewinn kann schon eine deutliche Erleichterung bringen, und so flog ich eine Woche nach Abschluss der Bestrahlung erst einmal zur Erholung nach Bali. Vorher ließ ich mir noch den Port herausnehmen und entschied, dass ein symbolischer Abschied vom Port jetzt vor der Reise genau passte. Im weiter anstehenden Therapieprozess konnte ich nun gut auf Spritzen umsteigen.

Die Entscheidung fiel mir nach meiner Rückkehr aus Bali sehr leicht, der Körper hatte es ja längst schon zurückgemeldet. Aber jetzt war ich so klar, dass mich die Außenwelt nicht mehr irritierte. Ich verzichtete auf die langjährige Medikamententherapie und sagte mir, ich könne mich ja jederzeit umentscheiden. Ich sprach nur mit wenigen ausgewählten Personen über diesen Entschluss. Ich wollte unnötige Diskussionen vermeiden. Im Falle einer Wiedererkrankung hätte ich die Diskussion am Hals: »Warum hast du damals nicht ... und hättest du mal ...« Dabei bewahren einen die Medikamente eben auch nicht vor einer möglichen Wiedererkrankung (das Risiko sinkt allenfalls statistisch), das sollte man ebenso wissen. Außerdem erwähnt in diesem Zusammenhang niemand die seit Jahren stetigen Zahlen der Todesfälle bei bestimmten Krebsarten trotz wissenschaftlicher Erkenntnisse und Fortschritte. Ich habe viele dieser Zahlen gründlich studiert.

Schützen Sie sich vor vermeidbaren Diskussionen über Ihre eigenen Entscheidungen. Sie entscheiden für sich und nicht für die anderen. An dieser Stelle war es mir wichtig, davon und auch von den Strapazen der Entscheidungsfindung zu erzählen. Es war die schwierigste Entscheidung im gesamten Therapieprozess. Rückblickend erscheint es, als hätte ich über Leben und Tod entschieden. Aus der Perspektive vieler Mediziner habe ich mich für den Tod entschieden. Ich habe jedoch persönlich das größte Interesse am Überleben, das vergisst die Fachwelt dabei. Und ich habe meinen Weg der Gesunderhaltung gewählt – in Bezug auf all das, was ich selbst in der Hand habe.

Mit Abstand betrachtet war es für mich ein intensiver Lernprozess, ich habe gelernt auszuhalten, meinem Körpergefühl zu folgen und mir selbst zu vertrauen, auch wenn der Rest der Welt es offenbar besser weiß, wertet und abwertet. Es ist erschreckend, welchen massiven suggestiven Einflüssen man als Kunde ausgesetzt ist – egal, welchen Weg man für sich wählt. Die suggestiven Botschaften bleiben dieselben. Es geht bei der Krebstherapie fast immer um das Überleben, die Vermeidung des Todes oder den Tod selbst, nie oder nur selten um das Leben bzw. die Lebensqualität.

Auch heute noch, also zwei Jahre nach Therapieabschluss, fühlt sich meine Entscheidung weiterhin richtig an. Es gibt wieder viele andere Dinge im Leben zu entscheiden. Ich fühle mich fitter und gesünder denn je. Mit all den Konsequenzen und Kritiken, die ich mir mit diesen Zeilen einhandle, wollte ich Sie gerne teilhaben lassen. In einer Studie werden mein Fall und der vieler anderer jedoch vermutlich nie erscheinen. Daran gibt es nichts zu verdienen!

Reiseplanänderungen? ...

Ja, Sie dürfen!

Die Erholungsreise nach Therapieende – welche Form der Erholung passt am besten zu mir?

Die ungeplante Therapiereise kommt zum Ende. Nun folgt die Zeit der Erholung. Aus meiner Sicht ist diese ein ganz wesentlicher Baustein zum Abschluss der hinter Ihnen liegenden intensiven Reisephase. Wie alle Schritte zuvor können Sie ihn jedoch nach Ihren Bedürfnissen gestalten.
Es gibt mehrere Optionen für die Erholungsreise, und ich möchte Ihnen ein paar gedankliche Anregungen geben. Sie können sich z. B. für Folgendes entscheiden:

1) Reiseverzicht
2) Pauschalreise in Form einer Rehabilitationsmaßnahme buchen
3) Eine Individualreise gestalten
4) Eine Kombinationsreise antreten

1) Reiseverzicht

Die erste Option bedarf keiner weiteren Erklärungen. Wenn Ihnen danach ist, dann ist das eine Möglichkeit, den hinter Ihnen liegenden Prozess abzuschließen. Aus eigener Erfahrung weiß ich jedoch, wie kräftezehrend die Therapiereise ist und dass Körper, Seele und Geist in der Tat nicht sofort auf »normal« umschalten können. Es braucht Zeit, die altbekannte Kraft zurückzugewinnen. Nicht umsonst spricht man auch häufig vom Jahresfluss oder anders gesagt: Die Zeit der Erholung dauert häufig genauso lange wie die Zeit der Therapie. Unterschätzen Sie also nicht den Nutzen einer wie auch immer gewählten Auszeit.

2) Pauschalreise in Form einer Rehabilitationsmaßnahme buchen

Nach Abschluss der Therapiereise oder bestimmter Reiseetappen haben Sie die Möglichkeit, eine Rehabilitationsbehandlung anzuschließen. Für manche Menschen, die bereits während oder nach ihrer Therapie auf Hilfsmittel angewiesen sind und den Umgang mit diesen neu erlernen müssen, ist diese Art der Reise sicherlich die erste Wahl. Für alle anderen Reisenden stehen verschiedene Optionen offen. Bei der im Standardprozess vorgesehenen Rehabilitationsreise steht die Länge fest, und Sie haben ein paar Wahlmöglichkeiten, aber am Ende wird natürlich der Überweiser (der Sozialversicherungsträger) je nach Verfügbarkeit den Reiseort und das Erholungshotel mit unterschiedlichsten Betreuungstiefen und -qualitäten für Sie auswählen. Bei dieser Art der Erholungsreise steht die Krebserkrankung im Mittelpunkt, und die Mitreisenden sind ebenfalls mit ihren Krebsgeschichten mit an Bord. Das kann viele Vorteile haben, da man Gleichgesinnte treffen kann und sich nach Abschluss der Therapiereise mit ebenfalls Betroffenen über belastende Themen austauschen kann. Denn für die individuell empfundenen Belastungen hat das eigene Umfeld meist wenig Verständnis und keine Erfahrungen, denn nach Abschluss der Therapiereise denken alle: Jetzt ist ja alles wie vorher, und Sie sind medikamentös doch gut eingestellt oder sogar wieder genesen und »ganz die alte Person«. Dass die hinter Ihnen liegende Therapiereise extrem anspruchsvoll und kräftezehrend war und auch seelische Belastungen und Ängste mit sich brachte und immer noch bringen kann, kann kein Außenstehender in der Tiefe nachempfinden – wie auch? Alleine aus diesen Gründen kann ein solcher Rehabilitationsaufenthalt durchaus die für Sie sinnvolle Wahl sein. Je nach Schweregrad Ihrer eigenen Erkrankung sollten Sie jedoch auch bedenken, dass Sie bei dieser Art der Erholungsreise mit anderen Krebserkrankungen konfrontiert werden. Die Erlebnisse und Krankheits- oder Wiedererkrankungserfahrungen der anderen können neben einem unterstützenden auch einen negativen Einfluss auf Sie haben, wenn Ihnen das Abgrenzen schwerfällt. Die Bilder, die durch diese Erlebnisse kreiert werden, können wiederum neue Bilder erzeugen und Ihnen den Abschluss des Prozesses erschweren.

3) Eine Individualreise gestalten

Sie haben natürlich auch die Möglichkeit, auf die Reha zu verzichten und eine eigene Erholungsreise zu planen. Das hängt sicherlich auch von Ihren persönlichen Lebensumständen ab, inwieweit Sie sich diese Flexibilität erlauben können und wollen. Viele werden Ihnen zur Rehabilitation raten, denn sie wird ja »bezahlt«. Eine eigene Reise kostet natürlich Geld, wie jeder andere Urlaub auch. Ein Urlaub bietet jedoch den Vorteil, dass Sie sich den Ort, die Länge und die Art der Reise komplett selbstbestimmt aussuchen können und terminlich flexibel sind. Sie können alleine reisen, jemanden mitnehmen, mit der Familie reisen, Ihre Kinder einbinden – so, wie es für Sie passt.

> Ich selbst bin nach Bali geflogen, habe mir die Reise selbst organisiert und habe in dieser Zeit einen enormen Abstand zu den vorherigen anspruchsvollen Monaten gewonnen. Mit jeder Meile, die ich im Flugzeug von Zu Hause wegflog, schien auch die gerade abgeschlossene große Therapiereise in den Hintergrund zu rücken. Ich kam nach knapp drei Wochen gefühlt und auch sichtlich rundumerneuert zurück und würde jederzeit wieder so entscheiden.

Einige werden jetzt sagen: »Ja, aber das kann sich ja nicht jeder leisten« ... Das stimmt nur zum Teil ... In einem Gespräch mit Freunden sagten diese: »Viele könnten es sich sehr wohl leisten, es ist eine Frage dessen, wo man seine Prioritäten hat und auf was man den Fokus richtet.« Die Menschen leisten sich auch Autos, Urlaube, Kleidung im Überfluss und vieles mehr – und das ganz selbstverständlich und ohne es abzuwägen. Es geht nicht um ein Vergleichen mit anderen, sondern um ein Ausloten der eigenen Möglichkeiten und Bedürfnisse.

Möglich ist meist sehr viel mehr, als wir denken.

4) Eine Kombinationsreise antreten

Sie haben auch die Möglichkeit, beides zu tun: eine Rehabilitationsmaßnahme zu nutzen sowie eine eigene Reise im Anschluss oder etwas später zu kombinieren. Diese Reiseform hat den Vorteil, dass Sie während der ersten Reiseetappe von Fachpersonal betreut und begleitet werden und auch andere Menschen treffen, die ähnliche Reiseerfahrungen gemacht haben. Für den zweiten Abschnitt können Sie die Reiselänge und Reiseart individuell für sich gestalten.

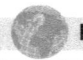 **Reisetipp**

Nutzen Sie Ihre Art der Erholung – auch für einen Abschluss der hinter Ihnen liegenden anspruchsvollen Reiseerfahrungen.

Reiseende – und nun?

Das Ende ist wahrscheinlich sogar einer der schwierigsten Abschnitte der ganzen Reise. Plötzlich sind alle Termine abgearbeitet, alle Infusionen und Spritzen verabreicht und im Körper verarbeitet, die Termine für Nachuntersuchungen stehen fest – und das war's dann plötzlich?

Was für ein Tempo in den vergangenen Monaten. Und nun wird auf die Bremse getreten. Es scheint medizinisch nichts mehr zu tun zu geben. Bisher wurden Sie mit den jeweiligen Therapiemaßnahmen umsorgt, und nun stehen Sie alleine da. Eine betroffene Freundin beschrieb es mit den Worten: »Du steigst mit Höchstgeschwindigkeit in den Therapieprozess ein und fliegst über einen Schleudersitz ganz plötzlich wieder hinaus.« Das Umfeld kann mit dieser Situation oft sehr wenig anfangen und denkt, dass Sie nur auf den »Reset«-Knopf drücken müssen und dann alles so weitergeht wie vor der Diagnose.

Niemand kann nachspüren, dass Sie sich möglicherweise genau jetzt total erschöpft fühlen. In diesen Momenten geht es vielen Betroffenen extrem schlecht. Nun müssen Geist und Seele hinterherreisen, ähnlich wie bei einem in die Länge gezogenen Jetlag. Diese beiden Reisegefährten sind nun dran und fordern ab jetzt ihre Zeit ein. Keiner versteht, warum man nicht den ganzen Tag voller Freude im Dreieck springt und sich jede Minute an der Kostbarkeit des Lebens erfreut – vor allem, wenn die Reise gut verlaufen ist. Leere und eine große Desorientierung können einen überkommen.

Und nun? Einfach weitermachen wie vorher? Das ist häufig nicht mehr möglich, da ein einschneidendes Erlebnis auch seine Lebensspuren hinterlässt. Und Sie haben sich in dieser

Zeit unweigerlich mit verändert und viel Neues gelernt. Vielleicht spüren Sie eine höhere Körpersensibilität, spüren mehr und schneller, was und wer Ihnen guttut oder auch nicht. Sie wissen, dass die Planbarkeit des Lebens eine Illusion ist, und fragen sich vielleicht auch, was das Ganze eigentlich sollte.

Genau jetzt kann es sein, dass es eine Zeit der Orientierung braucht. Vielleicht gehen Sie in Ihren altbekannten Job zurück, vielleicht aber auch nicht oder Sie wissen es noch nicht. Es ist sinnvoll, sich die Zeit zu nehmen, die Sie für Ihre Orientierung und auch Erholung benötigen. Gehen Sie den Impulsen nach, die jetzt spürbar sind. Wenn nicht jetzt, wann dann?

Symbolische Handlungen und Abschlüsse von Phasen können sehr heilsam sein und positive Energien freisetzen. Denken Sie an die beispielhaften Rituale aus dem Kapitel »Die Kraft der inneren Bilder«.

Ich habe nach Abschluss meiner Reise intuitiv entschieden, dass ich für die Nachuntersuchungen meine Ärzte wechseln möchte. Die mich bis dahin intensiv betreuenden Ärztinnen und Ärzte gehörten für mich symbolisch zu der gesamten Phase der Krebstherapie. Um diese abzuschließen und neu zu beginnen, habe ich mir neue Ärzte gesucht sowie damit die neue Phase der Gesundheit eingeläutet. Und diese kennen und respektieren meine Entscheidungen.

Auch das symbolische Verabschieden von Hilfsmitteln – wie etwa einem Port – kann das Ende von Therapiereisen mental unterstützen. Etwas abschließen heißt auch, Raum für Neues schaffen. Horchen Sie in sich hinein, was für Sie jetzt oder später an symbolischen Handlungen geeignet und sinnvoll erscheint.

Von großer Bedeutung nach Abschluss der Therapiereise ist die Frage, wie man mit der Angst vor einer möglichen Wiedererkrankung umgeht. Nutzen Sie professionelle Hilfe, um sich diesem Thema zu widmen, falls Sie sich darüber viele Gedanken machen. Diese konstruierten Gedanken über die Zukunft können Ihnen sehr viel Lebensenergie rauben und Sie für das »normale« Leben im Hier und Jetzt lähmen. Das Geschäft mit der Angst ist groß – egal, ob es sich um komplementäre oder moderne medizinische Angebote handelt. Nicht jede der möglichen Untersuchungen oder Behandlungen muss für Sie zwingend notwendig sein. Ganz im Gegenteil könnten allzu viele weitere Termine dafür sorgen, dass Sie aus der Therapieschleife nicht aussteigen und Dauerpatient bleiben. Die Einladungen dazu sind vielfältig. Falls Sie das möchten, ist das Ihr gutes Recht.

Da draußen wartet aber noch das Leben auf Sie!

Die Zeit vergeht – die Reiseangst bleibt?

Vielleicht haben Sie den Eindruck bekommen, dass ich die Therapiereise ziemlich lässig hinter mich gebracht habe und mit all den Tipps in diesem Buch damit einfach abgeschlossen habe. Und Sie sitzen da und haben immer wieder das Gefühl, die Krankheit könnte zurückkehren. Diese Gedanken belasten Sie sehr? Es gelingt Ihnen einfach nicht, dieses Thema ein für alle Mal zu verabschieden? Mal abgesehen von den Menschen, die eine oder mehrere Wiedererkrankungen durchlebt haben und die einen ganz anderen Erfahrungsschatz und Blick auf dieses Thema haben, kann ich Sie beruhigen, denn ich glaube, diese Sorge betrifft uns alle in unterschiedlichsten Ausprägungen.

So habe ich zum Beispiel die Vielfalt der Nahrungsmittel studiert, die eine entzündungshemmende Wirkung haben, und begonnen, diese mehr in meine tägliche Ernährung einfließen zu lassen. Alle Ratgeber, auch die subjektiv als besonders wertvoll betrachteten, sind voller Suggestionen für einen selbst, die ihre Nachwirkungen haben können. Nach der Rückkehr aus Bali fühlte ich mich allerdings wie eine Getriebene, die den Einkaufswagen komplett anders füllte als jahrelang gewohnt und die strenge Regeln für sich etablierte. Allzu feste Regeln passen so gar nicht zu mir, und ich machte mir Druck. Umso mehr fühlte ich mich vor allem nach Abschluss der Therapiereise manchmal nahezu paranoid: »Oh nein, Zucker, Kuchen, ein Glas Wein – das geht nicht, das darf ich nicht, bloß Hände weg von diesem ganzen Zeug.« Auch hier braucht es eine Phase der Orientierung. Zum Glück können wir alle darauf vertrauen, dass wir uns wieder ausbalancieren. Aus der Getriebenen wurde nach einiger Zeit wieder eine recht »normale« Person mit neuen Wegen. Vieles ist zwar anders – insbesondere ein achtsamer Umgang mit Nahrung und mit mir selbst –, aber vieles ist auch weiterhin ganz normal und so wie früher.

Die Phasen der Sorge können jedoch immer mal wieder auftauchen. Und so gibt es Zeiten, in denen ich an einigen Tagen »zu wenig« Obst oder Gemüse oder über Wochen gar keine Kohlarten verzehre, die so wichtig sein sollen, oder manchmal genussvoll ein Stück Kuchen mit Sahne und damit natürlich sehr subjektiv bewertet viel zu viel Zucker genieße ... dann holt mich das schlechte Gewissen wieder ein: Gehst du zu lässig mit deiner Gesundheit um? Das Kopfkino beginnt, und ich bin zurück in der einfachen linear-kausalen Denkstruktur des »wenn ..., dann ...«, die ich in meinen verschiedenen Lebensbereichen bereits so gut abgelegt hatte.

Das Unbewusste wird dann präsenter – und das ist auch gut so. Diese Momente nehme ich zum Anlass, mit einem Augenzwinkern daran zu denken, dass es doch schön ist, dass ich so viel Abstand zu meiner Erkrankung habe und dass das Leben schön »normal« weitergeht. Ich nehme mir spätestens in diesen Momenten Zeit, intensiv in den Körper zu horchen und nachzufragen, ob alles okay ist. Ich bekomme meine Antworten, und manchmal passe ich wieder etwas in meiner Lebensweise an und bin aufmerksamer mit mir, andere Male verändere ich auch nichts.

Ich glaube, dass diese Aufmerksamkeitsschleifen – so nenne ich sie – in Wellenbewegungen wiederkehren können und den guten Zweck erfüllen, immer wieder an sich und seiner inneren Stimme anzudocken und sich nicht im Alltag zu verlieren. Es findet ein innerer Prozess statt – idealerweise das Loslassen von Anhaftungen an Ängste und Sorgen –, der seine Zeit braucht. Vor allem Termine zu Nachuntersuchungen können bei Betroffenen negativen Stress auslösen.

Was also tun, wenn die angstbesetzten Gedanken doch wieder Oberhand gewinnen und Ihr Vertrauen schwindet?

Reisetipp für die Nachuntersuchung

Ich vermeide bewusst den Begriff »Nachsorge«, denn darin steckt das Wort »Sorge«, und sorgen wollen Sie sich ja nicht. Seien Sie in guten Händen für Ihre Nachuntersuchungen. Manche Ärzte haben mehr Befürchtungen, etwas bei ihren langjährigen Kunden (Patienten) wiederzufinden als die betroffene Person selbst. Dieses Gefühl kann sich auf Sie übertragen. Ein vertrauensvolles Miteinander für die Nachuntersuchungen bleibt genauso wichtig wie im Therapieprozess selbst.

Hören Sie auf sich. Was sagt der Kopf? Was sagt der Körper? Nehmen Sie die Antworten wahr und haben Sie Vertrauen.

Lassen Sie sich auch vor den geplanten Untersuchungsterminen durchchecken, wenn Sie sich nicht sicher fühlen. Folgen Sie Ihrer inneren Stimme für Ihre Klarheit. Alles ist erlaubt.

Eine gefühlte Aufgeregtheit oder ein mulmiges Gefühl vor den jeweiligen Terminen können Sie umdeuten und als hohe Aufmerksamkeit ansehen – ähnlich wie vor einer wichtigen Prüfung. Sie sind jetzt besonders achtsam mit sich.

Sie können auch jemanden zum Termin mitnehmen, der Ruhe auf Sie ausstrahlt und Ihnen in für Sie angespannten Situationen guttut. Nehmen Sie sich nach dem Termin Zeit für einen Spaziergang oder kehren Sie irgendwo ein, um einen Tee oder Kaffee zu trinken und dankbar zu sein. Dankbarkeit für das Sein ist ein hilfreiches gedankliches Ritual – unabhängig von den Untersuchungsterminen.

Sie können auch einfach annehmen, dass Ihr Gefühl in diesen Tagen so ist, wie es ist.

Vertrauen Sie sich!

Der Blick auf die Gesundheit – ein persönliches Statement

Durch meine eigene Genesungsreise habe ich viele neue Erfahrungen gemacht und meine Perspektiven und mein Wissen enorm erweitert. Ich habe Bücher über Ernährung gelesen, die wissenschaftlich fundierte Untersuchungen zu der Wirkung von Lebensmitteln beschreiben, Studien zu den mir empfohlenen Medikamenten durchforstet, Forschungsinstitute angeschrieben und mich in den traditionellen Medizinlehren der Ayurveda und TCM umgeschaut. Nur in den traditionellen medizinischen Anschauungen habe ich gelernt, dass der Blick auf Krankheit oder Gesundheit nicht erst beginnt, wenn etwas »kaputt« ist, sondern dass das Gleichgewicht und damit der Erhalt der Gesundheit Teil dieser asiatischen Lebensphilosophien ist. Ist man erst einmal im Ungleichgewicht, haben Krankheiten es leichter, sich überhaupt auszubreiten. Sie beginnen in diesen Philosophien also weit vor der Entstehung von Symptomen. Ganz im Gegensatz dazu beginnt alles rund um Gesundheit in unseren Breitengraden erst, wenn sie abhandenkommt und Krankheitsbilder oder Symptome auftreten.

Körper, Geist und Seele im Gleichgewicht zu halten erfordert meist, den eigenen Lebensstil zu ändern, was mühsam erscheint, da wir alle bestimmte Routinen eingeübt haben, die eine gewisse Sicherheit im eingespielten Leben mit sich bringen. Erst wenn man verinnerlicht, dass man all das für sich selbst tut, kann es viel Freude und Spaß machen, Dinge zu verändern und auf den verschiedenen Ebenen des Lebens gut auf sich zu achten.

Wie passt das nun am Ende des Buches dazu, dass ich zu Beginn vom Zufall als Erklärungsmodell gesprochen habe? Das passt weiterhin ganz wunderbar zusammen. Krebszellen benötigen laut Expertenwissen viele Jahre, manchmal sogar bis zu mehreren Jahrzehnten, bis sie zu einem Tumor heranwachsen. Wir haben keine Sicherheit und keine Garantie, wie unser Leben genau verlaufen wird. Und auch die traditionelle Medizin baut nicht auf einfachen linear-kausalen Erklärungsmodellen auf, um Krankheiten und ihre Ursachen genau zu erklären. Sie zeigt uns meines Erachtens jedoch mehr als jede andere Philosophie auf, dass wir einiges tun können, um im Gleichgewicht zu bleiben. Und das ist eine ganze Menge.

Den äußeren Umwelteinflüssen sind wir jedoch alle gleichermaßen ausgesetzt. Es bedarf einer Reise nach innen, wenn man neben der mechanischen Funktionalität des Körpers auch die Wirkung der Seele und des Geistes erfahren möchte. Und es bedarf der Einsicht, dass der Körper mit dem Geist und der Seele in Verbindung steht und sie nicht nebeneinander alleine existieren und funktionieren. Bernard Lown schreibt in *Die verlorene Kunst des Heilens* (2015):

> »Bis zum späten 19. Jahrhundert wurde die Seele als untrennbar vom Körper angesehen. Als aber die Wissenschaft dominant wurde, begann der Dualismus« (Lown 2015, S. 51).

Und damit begann aus meiner Sicht auch die schleichende Entkopplung unseres Selbst!

Während meiner Erholungsreise auf Bali durfte ich viel über das Wiedergewinnen und Erhalten des Gleichgewichts lernen. Den Geist zu beruhigen, der uns stets mit Unruhe und konstruierten Wahrheiten über die Zukunft oder auch die Vergangenheit begleitet, war nur eine der vielen bewussten Lernelemente. Ein weiterer wichtiger Punkt war es zu lernen, wie man den Körper bewusst und mit guter Nahrung nährt, und auch wieder zu lernen, dass man mit dem Essen aufhört, sobald man sich gesättigt fühlt, statt unachtsam zu essen und zu überessen. Dem Körper zu vertrauen und auf seine Signale zu hören, mit Vertrauen durch das Leben zu gehen sowie im Hier und Jetzt genussvoll zu leben, statt ständig zu planen und an morgen zu denken, den Kreislauf von Leben und Tod als natürlichen Lebenskreislauf zu akzeptieren – all das sind nur Ausschnitte dessen, was ich aus dieser Genesungsreise mitgenommen habe.

Meine eigene Therapiereise hat mich auf viel Neues und mir bisher Unbekanntes aufmerksam gemacht. Aus Kundensicht wünschte ich mir, das vernetzte Wissen unterschiedlicher medizinischer Ansätze im Gesundheitsangebot zu finden. Doch dazu bedarf es – die jeweiligen Interessenlagen außer Acht gelassen – auf den Seiten aller Vertreter der verschiedenen Richtungen einer ganz anderen Haltung: die der Nicht-Wissenden statt der Besser-Wissenden.

Ich möchte an dieser Stelle mit einem Zitat von Laotse zum Ende kommen:

»Gönne dir einen Augenblick der Ruhe, und du begreifst, wie närrisch du herumgehastet bist«

… und beginne, den Moment als Geschenk des Lebens zu betrachten.

Ausklang – mein Dankeschön

Reichhaltig beschenkt und dankbar bin ich für die Gespräche und den Austausch mit Freunden und Familienangehörigen sowie meiner Hypnotherapeutin, die mich über die Reise hinweg begleiteten. Verschiedenste Menschen haben Korrektur gelesen und inhaltlich sowie formal das vorliegende Endprodukt bereichert, bevor es die Verlagswelt erreichte.

Der größte Dank von Herzen gilt *Thomas*, meinem Lebenspartner, Freund und Begleiter unserer gemeinsamen letzten neun Lebensjahre. Er war vor allem während und nach meiner Genesungsreise eine starke Stütze und hat mich mit Leichtigkeit, Vertrauen in mich, Zuversicht und Unterstützung für all meine Entscheidungen auf der Reise begleitet. Ich hätte mir keinen besseren Begleiter während dieser besonderen Lebensphase wünschen können. Er war nahezu bei allen Arztgesprächen dabei, vor allem am Anfang. Vier Ohren hören mehr als zwei, und nach den Terminen konnten wir das jeweils Gehörte gemeinsam ordnen. Zu manchen Terminen meiner Chemotherapie kam Thomas spontan vorbei und brachte mir ein Brötchen mit meinem Lieblingsbelag. Er kaufte mir ein Entspannungskissen für die Stunden der Infusionen und überraschte mich im Strahleninstitut, als ich tief in ein Buch versunken auf meinen Termin wartete. Nicht zu vergessen sind unsere intensiven Gespräche und Thomas' Beobachtungen während meiner Entscheidungsfindungen im Therapieverlauf.

Und so sehr jede betroffene Person während der Reise einen gewissen Teil allein ist und auch danach ein Stück weit alleine mit ihren Gedanken und Erfahrungen bleibt, so ist der Partner oder die Partnerin mit Sicherheit als Begleitperson ebenfalls ein Stück weit allein. Niemand kann weder die eigene noch die Erfahrung

Ausklang

der engsten Begleitperson ganz genau nachempfinden. Thomas hat sich nie beschwert und nichts war ihm zu anstrengend oder zu schwer in dieser ganzen Zeit. Er hat maßgeblich dazu beigetragen, dass ich mir meine eigene Erholungsreise zusammenstellte und diese Reise ganz alleine für mich nutzte. Die gemeinsam durchgestandene Therapiereise hat unsere Beziehung auf eine neue Ebene gebracht. Ich bin dafür sehr dankbar.

Für die Danksagung an die nachstehenden Personen habe ich mich der Einfachheit halber für die alphabetische Reihenfolge nach Vornamen entschieden.

Andy. Ihm verdanke ich seit Tag eins nach der Diagnose das Erklärungsmodell des Zufalls, das meine Sichtweise entscheidend verändert hat. In vielen intensiven Gesprächen hat er mich wertfrei angehört und mir Angebote unterbreitet, die ausnahmslos einen Mehrwert für mich darstellten und Perspektivwechsel ermöglichten. Zudem ist er immer sehr humorvoll und empfiehlt tolle und bereichernde Bücher.

Bettina. Eine Freundin, die selbst vier Jahre vor mir eine Krebstherapie durchlaufen hat. Sie war eine unschätzbare Hilfe am Tag der Diagnose. Nur Menschen, die selbst diesen Wahnsinnstag erlebt haben, wissen, wie unwirklich und wie schräg sich alles anfühlt und in welchem Zustand man sich befindet. Sie hat mir viel Halt gegeben und mich dauerhaft gestärkt, das Steuer schnellstmöglich zurückzugewinnen und die gesamte Reise über meinen Weg zu gehen.

Christel. Sie war eine wunderbare Zuhörerin den ganzen Prozess über. Durch ihre Natürlichkeit und Lebenserfahrung, ihr geduldiges Verstehen und Hinterfragen hat sie mir – vielleicht, ohne es zu wissen – sehr viel Mut gemacht, den Prozess kraftvoll und mit viel Selbstvertrauen zu durchlaufen. Danke für die Kerzen.

Claudia. Es gibt zwei davon. Mein Dank für die schönen Gespräche, die kleinen Kunstwerke und regelmäßigen individuellen Aufmerksamkeiten gilt den zwei Claudias, beide sind meine in Jahren betrachtet längsten Freundinnen und sind wunderbar ehrliche Unterstützerinnen für all meine bisherigen Lebenswege.

Meine Familie. Sie hat wahrscheinlich am meisten gelitten, in manchen Phasen wahrscheinlich sogar weit mehr als ich selbst. Wir haben gemeinsam einen enormen Lernprozess durchschritten, schließlich war die Situation neu für uns alle, denn wir sind familiär nicht mit Krebs vorbelastet. Ich hätte mir ohne die Unterstützung meiner Eltern, meiner Schwester und meines Schwagers niemals viele der Maßnahmen für meine Genesung – wie z. B. die Reise nach Bali, ayurvedische Anwendungen oder die Hypnotherapie – so selbstverständlich erlauben können. Von Herzen nochmals Danke!

Marion und Peter. Ich glaube, sie waren so inspiriert und begeistert von meinen Helfern, dass sie in mühevollster Kleinstarbeit all meine Helfer mit Hilfe von Legofiguren als Baustelle nachgebaut haben und mir diese zum Geschenk gemacht haben. Die Legofiguren sind meine stetigen Begleiter geblieben.

Rita. Wir haben eine besondere Verbindung. Uns trennt zwar örtlich ein großer Ozean, aber die Nähe und Fürsorge füreinander waren und sind sehr präsent.

Silke. Eine treue Sparringpartnerin, vor allem auch für meine beruflichen Entscheidungen in dieser Lebensphase.

Simin. Wir haben uns in der Zeit meiner Therapiereise sehr oft getroffen. Wir haben nicht nur häufig Kuchen gegessen (die Bücher über Zucker las ich erst viel später), sie hat all meine Erlebnisse in diesem Jahr geduldig angehört und hat sie so angenommen, wie sie für mich waren. In einem Gespräch mit ihrer Schwester Jasmin entstand die Idee eines Hörbuchs. Diese machte für mich einen Unterschied, und die Option für ein Buch bekam gedanklich mehr Raum.

Ausklang

Zwei weitere Begleiterinnen dürfen hier nicht fehlen:
Anne Lang. Frau Lang war meine hypnotherapeutische Begleiterin, und ich kann sagen, dass ich jeden Termin bei ihr mit Leichtigkeit wieder verlassen habe. Partner, Familie und Freunde können vieles leisten, aber nicht alles. Eine außenstehende Person hat natürlicherweise Abstand zum Betroffenen und ist in der Lage, die Themen auf einer anderen Ebene zu betrachten. So ist der bedeutende Satz »Ich integriere die Therapie in mein Leben« in der ersten Sitzung entstanden. Ich lernte hier Neues über die suggestive Wirkung von Kommunikation und wie ich diese für mich wahrnehmen kann, oder über das Externalisieren als Möglichkeit, wie ich belastende Gedanken bereinigen kann. Hypnotherapie habe ich zum ersten Mal in dieser Lebensphase für mich genutzt und erlebte sie als wunderbaren Zugang zum unbewussten tiefen Wissen. Ich bin mir sicher, dass auch die nahezu nebenwirkungsfreien Zeiten der Therapie ein Resultat der schönen Hypnoreisen waren. Darüber hinaus war es Frau Lang, die mich dazu ermunterte, ein Buch zu schreiben, was damals sehr weit weg und nicht realisierbar erschien. »Es muss ja kein Wälzer werden«, ergänzte sie so ganz nebenbei. Ich habe nicht nur die hoch professionelle Begleitung, sondern auch den Austausch mit Frau Lang sehr geschätzt.

Astrid Winter. Ich fand Frau Winter nach meiner Rückkehr aus Bali, da ich nach ayurvedischen Anwendungen in Köln und Umgebung suchte. Ich fand nicht nur die gesuchten Anwendungen, sondern auch für die Zeit nach der Therapiereise eine naturheilkundliche Begleiterin für meinen eigenen Gesunderhaltungsprozess.

Die Liste müsste noch viel länger sein. In der Phase der Erkrankung und Genesung habe ich deutlich gemerkt, was für tolle Freunde ich habe. Einigen habe ich von meiner Krankheit nicht erzählt, und ich weiß, dass auch sie wunderbare Unterstützer gewesen wären. Ich musste mich in dieser Zeit jedoch auch selbst schützen, bis ich gelernt habe, dass ich nicht für andere Sorge tragen muss.

Deshalb gibt es an dieser Stelle ein herzliches Dankeschön für all diejenigen, die mit dabei waren und die ganze Reise über so natürlich und unterstützend mit mir umgegangen sind.

Wie ein Buch entsteht, lernt man erst, wenn es »wirklich« veröffentlicht wird. Viele Personen mit ihren vielfältigen Kompetenzen sind daran beteiligt, und es bedarf einer hohen Aufmerksamkeit für unterschiedlichste Details. An dieser Stelle möchte ich allen Beteiligten im Carl-Auer Verlag herzlich danken. Durch sie ist das Buch in seiner Form als Endprodukt das, was es jetzt ist. Mein besonderer Dank gilt Dr. Nicola Offermanns für das Lektorat. Die intensive inhaltliche Auseinandersetzung, die ergänzenden Anregungen, die das Kapitel zu den Helfern erst entstehen ließen, das behutsame Überprüfen auch einzelner Worte und Formulierungen waren ein sehr bereichernder Prozess. Und Beate Ulrich möchte ich explizit danken. Vor allem dafür, dass sie »wusste«, dass es ein gutes Buch ist, das veröffentlicht wird.

Hilfreiche Internetadressen

Nachfolgend finden Sie seriöse Informationsportale im Internet für die Länder: Deutschland, Österreich und die Schweiz.

Deutschland

Krebsinformationsdienst

Der Krebsinformationsdienst des Deutschen Krebsforschungszentrums in Heidelberg (DKFZ) bietet neben den sachlichen Informationen rund um Krebserkrankungen für Betroffene und ihre Angehörigen eine kostenlose Telefonhotline an, die täglich erreichbar ist.
www.krebsinformationsdienst.de

Deutsche Krebshilfe

Die Deutsche Krebshilfe unterstützt unter dem Motto »Helfen. Forschen. Informieren.«. Die Organisation fördert Projekte rund um Prävention, Diagnose, Therapie, Früherkennung, einschließlich der Krebsselbsthilfe.
www.krebshilfe.de

Biologische Krebsabwehr e. V.

Die Gesellschaft für Biologische Krebsabwehr e. V. ist ein unabhängiger, gemeinnütziger Verein, der keiner medizinischen Richtung oder Überzeugung verpflichtet ist. Hier können Sie neben breitem Informationsmaterial telefonische Beratungen zu Ihren Anliegen erhalten.
www.biokrebs.de/gfbk

DKMS LIFE

Unter dem Motto *look good feel better!* bietet die DKMS LIFE u. a. Kosmetikseminare für Frauen zur Förderung einer positiven Lebenseinstellung und zur Unterstützung des Heilungsprozesses während und nach einer Chemo- und Strahlentherapie an.

www.dkms-life.de

Arbeitskreis Salutogenese bei Krebs

Diesen Arbeitskreis interessiert u. a., welche Faktoren – z. B. Stress, Ernährung, Einstellung zum Leben und Umgang mit der Erkrankung, Sport, psychische Unterstützung, Gewohnheiten – einen Einfluss auf Entstehung, Verlauf und Ausgang einer Krebserkrankung haben. Es geht um die Erforschung salutogenetischer = (selbst)heilungsfördernder Einflüsse bei Krebs.

www.salutogenese-bei-krebs.de

DKPM – Deutsches Kollegium für Psychosomatische Medizin

Das Deutsche Kollegium für Psychosomatische Medizin (DKPM) ist die interdisziplinäre wissenschaftliche Fachgesellschaft für das Gebiet der Psychosomatischen Medizin und Psychotherapie. Das DKPM bietet ein Forum für den Austausch klinischer Erfahrungen und wissenschaftlicher Forschungsergebnisse, u. a. im Bereich der Psychoonkologie. Darüber hinaus werden Studien zu bestimmten Fragestellungen der Krebstherapien unter dem Gesichtspunkt der Psychoneuroimmunologie (PNI) durchgeführt.

www.dkpm.de

Schweiz

Krebsliga Schweiz

Die Krebsliga Schweiz ist ein umfassendes Informationsportal für Betroffene und ihre Angehörigen.
www.krebsliga.ch

Krebsforum

Das Krebsforum bietet u. a. Forenplattformen für den Austausch Betroffener und Angehöriger – telefonische Informationsdienste, Expertensprechstunden online und Informationsmaterialien.
www.krebsforum.ch

Österreich

Österreichische Krebshilfe

Die Österreichische Krebshilfe versteht sich als Kompetenzzentrum zum Thema Krebs.
www.krebshilfe.net

Zitierte Literatur und Buchempfehlungen

Folgende Bücher haben mich zum Teil während und nach Abschluss meiner eigenen Therapiereise sehr inspiriert. Diese Liste möchte ich Ihnen als Ideenpool anbieten. Die Bücher haben auf unterschiedliche Weise meine Perspektiven erweitert und mich viel Neues gelehrt.

Béliveau, R. u. D. Gingras (2017): Krebszellen mögen keine Himbeeren. Nahrungsmittel gegen Krebs. Das Immunsystem stärken und gezielt vorbeugen. München (Kösel).

Corssen, J. u. C. Tramitz (2016): Ich und die anderen. Als Selbstentwickler® zu gelingenden Beziehungen. München (Knaur).

Damasio, A. R. (2015): Descartes' Irrtum: Fühlen, Denken und das menschliche Gehirn. Berlin (List).

de Mello, A. (2015): Der springende Punkt. Wach werden und glücklich sein. Freiburg im Breisgau (Herder).

Feldman Barrett, L. (2017): How Emotions are Made. The secret life of the brain. London (Macmillan).

Gotzsche, P. C. (2016): Tödliche Medizin und organisierte Kriminalität. Wie die Pharmaindustrie das Gesundheitswesen korrumpiert. München (riva).

Hüther, G. (2015): Die Macht der inneren Bilder. Wie Visionen das Gehirn, den Menschen und die Welt verändern. Göttingen (Vandenhoeck & Ruprecht).

Kabat-Zinn, J. (2013): Gesund durch Meditation: Das große Buch der Selbstheilung mit MBSR. München (Knaur MensSana).

Lauterbach, K. (2015): Die Krebsindustrie: Wie eine Krankheit Deutschland erobert. Berlin (Rowohlt).

Lee, J. R. (2016): Natürliches Progesteron. Ein bemerkenswertes Hormon. Wörthsee (AKSE).

Lown, B. (2015): Die verlorene Kunst des Heilens. Anleitung zum Umdenken. Berlin (Suhrkamp).

Muffler, E. (Hrsg.) (2015): Kommunikation in der Psychoonkologie. Der hypnosystemische Ansatz. Heidelberg (Carl-Auer).

Scheuernstuhl, A. u. A. Hild (2015): Natürliche Hormontherapie. Alles Wissenswerte über Hormone, die Ihre Gesundheit ins Gleichgewicht bringen. Bielefeld (Aurum).

Servan-Schreiber, D. (2012): Das Anti-Krebs-Buch. Was uns schützt: Vorbeugen und Nachsorgen mit natürlichen Mitteln. München (Goldmann).

Short, D. u. C. Weinspach (2017): Hoffnung und Resilienz. Therapeutische Strategien von Milton H. Erickson. Heidelberg (Carl-Auer).

Simonton, O. C. (2013): Wieder gesund werden. Eine Anleitung zur Aktivierung der Selbstheilungskräfte für Krebspatienten und ihre Angehörigen. Reinbek (Rowohlt).

Storch, M. u. a. (2010): Embodiment. Die Wechselwirkungen von Körper und Psyche verstehen und nutzen. Bern (Huber).

Terzani, T. (2014): Noch eine Runde auf dem Karussell. Vom Leben und Sterben. Hamburg (Droemer).

Tolle, E. (2010): Jetzt! Die Kraft der Gegenwart. Ein Leitfaden zum spirituellen Erwachen. Bielefeld (Kamphausen).

Über die Autorin

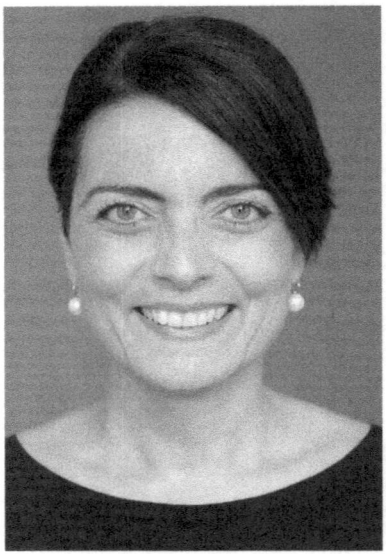

Marijana Brdar, Diplom-Kauffrau (FH); Systemische Organisationsberaterin, Solutions Focused Business Professional, Practitioner Energy Psychology; Ausbildung in Energie- und Bewusstseinsmedizin, Prozessmoderatorin; Geschäftsführende Gesellschafterin der reconnect health consulting GmbH & Co. KG.

Arbeitsschwerpunkte: Beratung von Einzelpersonen und Mehrpersonensystemen, Durchführung von Workshops, Konfliktbewältigung, Entscheidungsfindung, Visionsarbeit.

Lutz Wesel

Krebs – vom Diagnoseschock zum besonnenen Handeln

Hilfe für Erkrankte und ihre Angehörigen

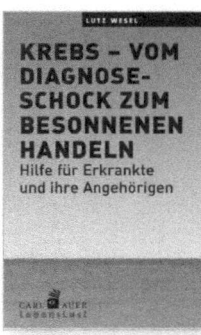

127 Seiten, Kt, 2017
ISBN 978-3-8497-0188-8

Rund 500.000 Menschen erkranken jedes Jahr neu an Krebs. Etwa 50 Prozent aller erwachsenen Krebspatienten können heute geheilt werden. Nicht zuletzt wegen der relativ guten Aussicht auf Heilung rät Lutz Wesel in seinem Buch allen Patienten, sich bei der Diagnose Krebs der Schulmedizin anzuvertrauen. Der Autor weiß nicht nur als Mediziner und Therapeut, sondern auch als ehemaliger Krebspatient und Angehöriger von Krebspatienten genau, wovon er spricht.

Das Buch ist ein „Erste Hilfe-Angebot" für alle, die mit der Schockdiagnose „Krebs" zurechtkommen müssen. Es bietet praktische Tipps für das Auffinden der richtigen Klinik und geeigneter Ärzte und liefert Anleitungen für eine gelingende Kommunikation mit dem medizinischen Fachpersonal. Der Autor berichtet ergänzend von Therapieoptionen aus dem Bereich der „Alternativmedizin". Viel Raum nimmt zudem die Erörterung der Heilungschancen ein und was Patienten selbst zu ihrer Genesung beitragen können.

Trotz aller Zugewandtheit zum Leben spricht Lutz Wesel sehr offen und äußerst kenntnisreich über Palliativmedizin, was sie für Patienten bedeuten kann und welche beträchtlichen Ressourcen sie für eine gute Lebensqualität bis zum Ende bietet.

Carl-Auer Verlag • www.carl-auer.de

Ben Furman | Tapani Ahola

Raus aus dem Tief

Übungen für mehr Lebensfreude

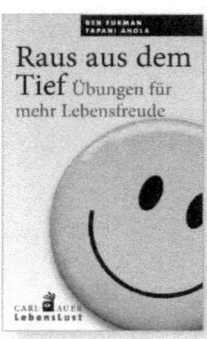

112 Seiten, Kt, 2. Aufl. 2018
ISBN 978-3-8497-0229-8

Es gibt viele Gründe, warum Menschen ihr Leben nicht mehr genießen können: der Verlust des Arbeitsplatzes, die Trennung vom Partner, Krankheit oder äußere Umstände, die einen zur Aufgabe der Zukunftsträume zwingen. Manchmal fallen mehrere traumatische Ereignisse zusammen, die einem Menschen die Lust am Leben rauben. Man fühlt sich unglücklich und elend.

Ben Furman und Tapani Ahola haben dieses Buch für alle geschrieben, die ihre Lebensfreude zurückzugewinnen möchten. Es enthält 24 Übungen, die auf der lösungsorientierten Kurzzeittherapie beruhen, einem etablierten und wirksamen Psychotherapieverfahren. Die Aufgaben sind einfach aufgebaut, erfordern aber intensives Nachdenken und viel Fantasie. Jeder Übung ist ein kurzer Abschnitt vorangestellt, der die theoretischen Hintergründe beschreibt. Am Ende jeder Übung ist eine Seite für eigene Notizen vorgesehen. Ziel dieser Übungen ist es, negative Gefühle bewusst durch positive zu ersetzen.

Die beiden Therapeuten stellen mit „Raus aus dem Tief" ein Selbsthilfebuch vor, das nach dem gleichen Prinzip wie ihr erfolgreiches Ich schaffs-Programm für Kinder funktioniert. Ein Buch für alle, die lernen möchten, wie sie ihr Leben wieder genießen, ihre Lebensqualität verbessern oder einfach nur glücklicher werden können.

Carl-Auer Verlag • www.carl-auer.de